非典型溶血性尿毒症症候群（aHUS）診療ガイド 2023

本診療ガイドは厚生労働科学研究費補助金（難治性疾患政策研究事業）
「血液凝固異常症等に関する研究班」を受け，実施した研究の成果である。

非典型溶血性尿毒症症候群(aHUS)診療ガイド 2023
執筆者一覧

非典型溶血性尿毒症症候群(aHUS)診療ガイド改定委員会

委員長

香美祥二(徳島大学病院 病院長)

副委員長

丸山彰一(名古屋大学大学院医学系研究科 腎臓内科)

日本腎臓学会

岡田浩一(埼玉医科大学 腎臓内科)

南学正臣(東京大学大学院医学系研究科 腎臓・内分泌内科)

要伸也(杏林大学 腎臓・リウマチ膠原病内科)

池田洋一郎(東京大学医学部附属病院 腎臓・内分泌内科)

加藤規利(名古屋大学医学部附属病院 腎臓内科)

立杢良崇(藤田医科大学 ばんたね病院 腎臓内科)

日本小児科学会

芦田明(大阪医科薬科大学 小児科)

服部元史(東京女子医科大学 腎臓小児科)

伊藤秀一(横浜市立大学大学院医学研究科 発生成育小児医療学)

澤井俊宏(滋賀医科大学医学部附属病院 小児科)

日髙義彦(南長野医療センター篠ノ井総合病院 小児科)

山本かずな(滋賀医科大学医学部附属病院 小児科)

松村英樹(大阪医科薬科大学 小児科)

日本血液学会

松本雅則(奈良県立医科大学 輸血部・血液内科)

宮川義隆(埼玉医科大学 血液内科)

日本補体学会

井上徳光(和歌山県立医科大学 分子遺伝学)

日本移植学会

奥見雅由(京都府立医科大学 泌尿器科)

査読学会,その他

日本小児科学会,日本腎臓学会,日本血液学会,日本産科婦人科学会,日本移植学会,厚生労働科学研究費補助金 難治性疾患政策研究事業 血液凝固異常症等に関する研究班

はじめに

　本ガイドは，厚生労働科学研究費補助金（難治性疾患政策研究事業）「血液凝固異常症等に関する研究班」の支援を受け作成されたものである。

　本邦では，まず2013年に日本腎臓学会と日本小児科学会から「非典型溶血性尿毒症症候群（aHUS）診断基準」が公表された。その後，抗C5抗体薬の使用に関して若干の混乱がみられたことから，同じく日本腎臓学会と日本小児科学会より「非典型溶血性尿毒症症候群（aHUS）診療ガイド2015」が作成され，補体の関与を明確にした形でaHUSが定義された。

　本ガイドは約8年ぶりに発表する全面改定版であり，最新のエビデンスを盛り込んでアップデートしている。抗C5抗体薬登場以来，多くのエビデンスが積み重なってきたが，実臨床では依然としてaHUSの診断や治療を適切に行うことが大変困難であることが再認識された。こうした状況を踏まえ，本ガイドでは，aHUSを「補体介在性TMA」と，より補体の直接的な関与を明確にするように定義し直している。またTMAを呈するが，明確な原因の特定ができないものを「その他のTMA」として，STEC-HUS，TTP，aHUS，二次性TMAに続く4つ目のTMAのカテゴリーとして新たに設定し，臨床的に分類できないものをなくすとともに，そういった病態がのちにaHUSとして診断される可能性を否定していない。他にもいったんaHUSあるいは二次性TMAと診断されたあと治療反応性などをもとに診断を見直す必要があることも明確化した。さらに，今回はじめて「aHUSに対し抗C5抗体薬は推奨されるか」というCQを作成し，推奨を提示した。希少疾患で，エビデンスレベルの高い比較試験がなく，CQに対する推奨文の作成が敬遠されがちな領域であるが，ここでは臨床課題に答えるべく，誤解を恐れず踏み込んで記載している。最後に，診療のフローチャートを新たに作成しており，診療の時間経過のなかでチェックリストとして利用いただければ幸いである。

　今後，aHUSの診断がより正確に行われ，適切な治療につながることを願ってやまない。

2023年5月

非典型溶血性尿毒症症候群（aHUS）診療ガイド改定委員会

委員長　　香美祥二

副委員長　丸山彰一

目次

序章

本ガイド改定の背景と目的

　非典型溶血性尿毒症症候群(aHUS)は，補体第二経路の過剰な活性化を原因とする血栓性微小血管症(TMA)である。希少疾患であり，多くの臨床医にとって診療経験をもつことが限られるにもかかわらず，鑑別が必要なSTEC-HUSやTTP，二次性TMAといった疾患が多く存在する。補体制御因子をコードする遺伝子に病的バリアントをもつことや，補体制御因子に対する自己抗体を証明することで確定診断につながるが，発症早期に確定診断につながる検査方法が存在しない。一方で病態に即した治療法(血漿療法，抗C5抗体薬)が存在しており，診断法が治療に追いついていないことが，臨床現場に混乱を生じさせている。

　2013年に日本腎臓学会と日本小児科学会の合同で作成された「非典型溶血性尿毒症症候群(aHUS)診断基準」では，aHUSを「TMAからSTEC-HUSとTTPを除外した疾患」であると広く定義することで疾患の認知度を高めることに主眼がおかれた。したがって，2013年の基準では，aHUSは遺伝性の補体制御異常や抗H因子抗体による補体が病態に直接的に関与するTMA(狭義のaHUS)だけでなく，代謝性，感染症，薬剤性，妊娠関連，自己免疫疾患，膠原病関連，造血幹細胞移植・臓器移植関連のaHUS(以後二次性TMAと定義される)を含む広義のaHUSとして定義された。その後，国際的に二次性TMAはaHUSに含まない方向性となり，また2013年にC5に対する遺伝子組換えヒト化モノクローナル抗体製剤であるエクリズマブが保険適用となったことで，本来適応症でない二次性TMAにも使用がみられるようになった。そこで2015年に再度日本腎臓学会と日本小児科学会が合同で「非典型溶血性尿毒症症候群(aHUS)診療ガイド2015」を作成し，aHUSを補体関連HUSとして，二次性TMA(その他のTMA)から分けて再分類を行った。これは，診断のプロセス，補体関連遺伝子の変異ごとの臨床的特徴や疫学的内容，血漿療法，エクリズマブの投薬にかかわる項目を加えた改定となった。

　その後，作成から時間が経過し，以下のように状況が変化してきている。

1．本邦におけるエクリズマブの市販後調査が報告され，また本邦および海外における疫学研究の報告も増えたため，aHUS診療の実情，課題が明確化してきている。

2．各国からaHUS診療の提言(expert opinionなど)が複数報告されてきたが，内容はその国の医療制度に影響を受けている側面がある。

3．2020年4月よりaHUSに対する遺伝学的検査が保険収載された。

4．エクリズマブに次いで，新たな抗C5抗体薬であるラブリズマブが上市された。

　このように，以前よりも診療にかかわる情報，手段が増えてきているが，依然としてaHUSの早

期診断は困難であり，適切な治療が行われているとはいいがたい状況にある。

　上述の現状から，厚生労働科学研究費補助金難治性疾患政策研究事業「血液凝固異常症等に関する研究」の班研究により本邦の特性を踏まえた2023年の改定を行った。

本ガイドがカバーする内容に関する事項（スコープ）

1）タイトル

非典型溶血性尿毒症症候群（aHUS）診療ガイド 2023

2）目的

- aHUS 疾患概念の正しい理解
- aHUS に関連する用語の定義
- aHUS の診断
- 生命予後，臓器保護を目的とした適切な治療の提示

3）トピックス

- aHUS の定義
- その他の TMA の定義
- aHUS 診断と治療のフロー（TMA の鑑別診断）
- 補体関連蛋白／機能検査，遺伝学的検査の評価
- 抗C5抗体薬の開始，中止／休薬について
- 抗C5抗体薬の副作用と対策
- 二次性TMA と aHUS の鑑別
- aHUS 患者の妊娠・出産・授乳
- 腎移植と aHUS の管理
- 新規抗C5抗体薬（ラブリズマブ）の情報提供

4）想定される利用者，利用施設と場面

利 用 者：医師・薬剤師

利用施設：病院，診療所

利用場面：急性期におけるかかりつけ診療所からの紹介判断，救急医療，集中医療現場での診断と治療，寛解期における外来診療

利 用 法：診断および治療の方針決定

5）既存ガイドとの関係

　本ガイドは，2015年に作成された「非典型溶血性尿毒症症候群（aHUS）診療ガイド 2015」の改定版となる。

6）重要臨床課題の抽出

aHUSの診断

どのような症状を呈した症例にaHUSを疑うか

TTP／STEC-HUSをどのように除外するか

二次性TMAはどのように診断できるか

ヒツジ赤血球溶血試験はaHUSの診断に有用か

抗H因子抗体検査はaHUSの診断に有用か

遺伝学的検査はaHUSの診断と治療方針の決定に有用か

どのような症例にaHUS診断の再検討が必要か

aHUSの臨床的診断はどのように行うか

aHUSの確定診断はどのように行うか

高血圧緊急症，膠原病，妊娠に伴うTMA，あるいは腎移植後，造血幹細胞移植後のTMAにおいては，どのような場合にaHUSを疑うか

遺伝学的検査結果の解釈（病的バリアント，相談先）はどのように行うか

aHUSの治療

いつどのような場合に血漿交換／血漿輸注を開始するべきか

血漿交換／血漿輸注の効果判定は，いつどのように行うか

血漿交換の具体的な治療法は

血漿交換による合併症には何があるか

抗C5抗体薬は有効か

いつどのような場合に抗C5抗体薬を開始すべきか

抗C5抗体薬の効果判定は，いつどのように行うか

抗C5抗体薬投与に伴う髄膜炎感染予防や治療は，いつどのように行うか

抗C5抗体薬はaHUS寛解後中止可能か

抗C5抗体薬が中止可能であれば，いつどのように中止するか

抗C5抗体薬が無効な場合はどのように対応すべきか

ラブリズマブはエクリズマブと同等と考えられるか

aHUSの管理

aHUS患者の妊娠・出産・授乳はどのように管理すべきか

腎移植患者におけるaHUSはどう管理すべきか

肺炎球菌，インフルエンザ桿菌ワクチンの接種は推奨されるか

髄膜炎菌感染症の対応はどのように行うか

再発時にはどのように対応したらよいか

遺伝カウンセリングの必要性

作成手順

CQはひとつに絞り，Mindsのマニュアル（Minds診療ガイドライン作成マニュアル2020 ver. 3.0，公益財団法人日本医療機能評価機構）に沿って，GRADEに準拠して推奨を策定した。文献検索は，検索式をたて2022年1月28日までを対象とし，また検索漏れや最新のエビデンスを盛り込むため，ハンドサーチでも必要な論文を検索した。検索式にて策定した論文は，構造化抄録を作成し，巻末に掲載した。2023年2月に査読およびパブリック・コメントを求め，その内容をもとに原稿を修正し，最終原稿とした。

エビデンスレベルの評価，推奨グレードのつけ方

Mindsガイドライン作成マニュアル2020に準じて，アウトカム全般に関する推奨の強さ，および全体的なエビデンスの強さの提示を行った。

推奨の強さの提示は，ガイドライン作成グループにより決定された。推奨の強さは，「強く推奨する」，「弱く推奨する（提案する）」の2通りで提示されることが多いが，推奨の強さを決めるまでのエビデンスがない場合は，「なし」とした。

推奨の強さの記載方法

推奨の強さ：「1」強く推奨する

推奨の強さ：「2」弱く推奨する（提案する，条件付きで推奨する）

（推奨の強さ「なし」：明確な推奨ができない）

また，エビデンスのレベルは以下の4段階とした。

エビデンス総体のエビデンスの確実性（強さ）

A（強）：効果の推定値が推奨を支持する適切さに強く確信がある

B（中）：効果の推定値が推奨を支持する適切さに中程度の確信がある

C（弱）：効果の推定値が推奨を支持する適切さに対する確信は限定的である

D（とても弱い）：効果の推定値が推奨を支持する適切さにほとんど確信できない

推奨の強さと，エビデンスレベルの確実性は，Grade Grid法で投票を行い決定した。

資金・利益相反

本診療ガイド作成のための資金は，厚生労働科学研究費補助金難治性疾患政策研究事業「血液凝固異常症等に関する研究」の班研究が負担した。

全11回のガイド改定会議はすべてリモート会議形式で行っているため，会議の会場費用，交通費用は発生せず，改定委員に対する報酬も支払われていない。

作成にかかわった改定委員から，規定に則った利益相反に関する申告書を提出してもらい，巻末に掲載している。利益相反の存在が，診療ガイドの内容へ影響を及ぼすことがないように，関連学会，他からもパブリックコメントを広く募集し，参考にして推敲をすすめた。

1．疾患定義とその変遷

血栓性微小血管症(thrombotic microangiopathy：TMA)は，①微小血管症性溶血性貧血(microangiopathic hemolytic anemia：MAHA)(破砕赤血球を伴う貧血，ハプトグロビン低下，LDH上昇，間接ビリルビン上昇などを伴う)，②血小板減少，③微小循環障害による臓器障害を3主徴とする疾患概念である[1]。TMAの病態を示す代表的な疾患として，血栓性血小板減少性紫斑病(thrombotic thrombocytopenic purpura：TTP)，溶血性尿毒症症候群(hemolytic uremic syndrome：HUS)があげられる。

TTPは，血小板凝集を抑制するADAMTS13(a disintegrin-like and metalloproteinase with thrombospondin type 1 motifs 13)酵素活性が10％未満に著減する疾患である。

HUSは，溶血性貧血，血小板減少，急性腎障害を3徴とする症候群である。志賀毒素を産生する病原性大腸菌(shiga toxin-producing escherichia coli：STEC)によるHUSはSTEC-HUSと呼ばれる。下痢を伴うSTEC-HUS，つまりDiarrhea(＋)HUS(D(＋)HUS)に対して，先行的な腸炎症状を伴わないDiarrhea(－)HUS (D(－)HUS)の存在が以前から知られていた。このD(－)HUSは家族内発症することがあり，D(＋)HUSに比較して再発率が高く，腎予後は不良であり，のちに補体関連の遺伝子異常を伴うことが報告された[2]。また，TMAの場合にはSTEC感染がなくとも消化器症状を伴うことがあるために，下痢の有無だけでこの病態をあらわすことが避けられ，それまでD(－)HUSと呼ばれていたものがatypical HUS(aHUS)と呼称されるようになった。

本邦では2008年に*CFH*の病的バリアントを伴うaHUS症例が報告されて以降，徐々に報告が増えていった[3]。こうした背景のもと，2013年に日本小児科学会と日本腎臓学会から合同で「非典型溶血性尿毒症症候群(aHUS)診断基準」が発表された[4]。このなかでaHUSは，「STEC-HUSとTTP以外のTMAで，微小血管症性溶血性貧血，血小板減少，急性腎障害を3徴とする疾患」と定義された。そのため，補体が病態に介在する「狭義のaHUS」以外に，現在では二次性TMAに分類されている代謝性，感染症，薬剤性，妊娠関連，自己免疫疾患，膠原病関連，骨髄移植，臓器移植関連のTMAもaHUSに含まれていた。この定義により，補体が介在しない「広義のaHUS」に対しても，抗補体薬が使用される懸念が生じたため，aHUSの再定義が必要となった。

TMA									

本邦診断基準 (2013年)

STEC-HUS	TTP	aHUS						
		補体制御異常　代謝関連　薬剤　感染　妊娠　自己免疫疾患　移植						

本邦診療ガイド (2015年)

STEC-HUS	TTP	aHUS	二次性TMA（その他のTMA）					
		補体関連HUS	代謝関連　薬剤　感染　妊娠　自己免疫疾患　移植					

KDIGO (2016年)

STEC-HUS	TTP	一次性aHUS	二次性aHUS					
		補体介在性aHUS	妊娠　移植　悪性腫瘍　感染　薬剤　自己免疫疾患					

本診療ガイド (2023年)

STEC-HUS	TTP	aHUS	二次性TMA	その他のTMA
		補体介在性TMA	妊娠　移植　高血圧緊急症　代謝関連 薬剤　感染　自己免疫疾患　悪性腫瘍	原因不明

【図1-1】　aHUS定義の変遷

2015年に日本小児科学会と日本腎臓学会は「非典型溶血性尿毒症症候群(aHUS)診療ガイド」を作成し，aHUSを「補体関連HUS」と再定義し，二次性TMAから明確に区別した。さらに，今回の診療ガイド改定の過程において，aHUSに関する用語を再検討した結果，「補体関連HUS」を「補体介在性TMA(complement-mediated TMA)」に変更することとした。これは二次性TMAのなかにも，二次的に補体系の活性化を伴う疾患があることから，TMAの発症に補体系の異常が直接的に関与することを明確にするためである。ちなみに，*THBD*, *DGKE*の病的バリアントによるTMAは，厳密には凝固関連TMAとされるが，補体活性化にかかわる可能性も示唆されているため，補体介在性TMA(aHUS)のなかに含めている。

国際的には，いまだにTMAの分類およびaHUSの定義が定まっておらず，KDIGO(kidney disease improving global outcome)からは，「狭義のaHUS」を「primary aHUS」と称し，「二次性TMA」に該当する疾患群を「secondary aHUS」と称した定義が提唱されている[5]（図1-1）。その一方で，aHUSという用語を使用せず，TMAを原因別に分類して列記した論説も存在し，鑑別疾患の概念理解に有用と考えられる[6]（表1-1）。

aHUSの病因・病態をあらわす用語としては，「補体介在性TMA」という用語がもっとも明確であると考えられるが，aHUSという病名が依然として国際的に広く使用されている現状を踏まえ，本診療ガイドでは補体介在性TMAをaHUSとし，TTPとSTEC-HUSを除いた他の病態によるTMAを二次性TMAと称する。二次性TMAは，妊娠，高血圧，自己免疫疾患，悪性腫瘍，移植，感染症，薬剤，コバラミン代謝異常などTMA発症の原因となる疾患を有するものとなる。「非典型溶血性尿毒症症候群(aHUS)診

【表1-1】 TMAの分類

病因による分類	病因	原因	臨床診断	臨床診断に重要な所見
補体介在性TMA	補体系の障害	遺伝的な補体因子，補体制御因子の異常	aHUS*	補体因子，制御因子の病的遺伝子バリアント ヒツジ赤血球溶血試験陽性，C3低値，C4正常（全例で認めるわけではない）
		自己抗体（抗H因子抗体）		抗H因子抗体の証明
凝固関連TMA	凝固系の異常	*DGKE*, *THBD* 遺伝子異常		病的遺伝子バリアントの証明
ADAMTS13欠損TMA	ADAMTS13活性著減	*ADAMTS13* 遺伝子異常	先天性TTP（Upshaw-Schulman症候群）	*ADAMTS13* 遺伝子病的バリアント
		自己抗体（抗ADAMTS13抗体）	後天性TTP	ADAMTS13活性著減 ADAMTS13自己抗体あり
感染症合併TMA	感染症	志賀毒素産生大腸菌（STEC）（O157大腸菌など）	STEC-HUS	血液や便検査でSTEC感染を証明
		肺炎球菌（ノイラミニダーゼ分泌）	肺炎球菌TMA	肺炎球菌感染の証明
二次性TMA	病因は原疾患により異なる	自己免疫疾患	膠原病関連TMA	SLE，強皮症に多い
		造血幹細胞移植	造血幹細胞移植後TMA	病歴および他のTMA原疾患を除外
		臓器移植（腎移植/肝移植など）	臓器移植後TMA	薬剤血中濃度，ウイルス感染，抗ドナー抗体，生検で拒絶反応所見を確認，aHUSと同様の検査
		悪性腫瘍	悪性腫瘍関連TMA	悪性リンパ腫，胃癌，膵癌などに多い
		妊娠	妊娠関連TMA，HELLP症候群	HELLP症候群は妊娠30週以降に発症し，肝酵素上昇や高血圧の合併が多いが分娩で改善することが多い。分娩後もTMAが継続する場合はaHUSの可能性を考える。
		代謝	コバラミンC代謝異常症	生後1年以内に診断されることが多い 血漿ホモシスチン高値 血漿/尿中メチルマロン酸高値
		薬剤（マイトマイシン，カルシニューリン阻害薬，VEGF阻害薬など）	薬剤性TMA	薬剤使用歴
その他のTMA	病因不明	不明	原因不明のTMA	TMAの3徴を認めるが，発症の原因となる病態がわからない

*凝固関連TMAをaHUSに含めるかに関しては議論があるが，本ガイドではaHUSに含めている。
TMA：thrombotic microangiopathy, TTP：thrombotic thrombocytopenic purpura, HUS：hemolytic uremic syndrome,
SLE：systemic lupus erythematosus, DGKE：diacylglycerol kinase ε, THBD：thrombomodulin,
HELLP症候群：hemolysis, elevated liver enzymes, and low platelets 症候群, VEGF：vascular endothelial growth factor

療ガイド2015」では，原因不明のTMAを適切に定義する用語がなかったため，本ガイドでは「その他のTMA」と新たに定義した（図1-1）。「その他のTMA」には，二次性TMAの原因となる併存疾患がなく，当初は臨床的にaHUSと診断されたが，その後の経過で補体の病態への関与が考えにくい症例（たとえば血漿療法および抗C5抗体薬投与を行ったが有効ではなかったなど）が含まれる。

　本診療ガイドにおいてはaHUSを，以下のように定義する。

---

(1) 先天性の補体関連遺伝子として*CFH*，*CFI*，*CD46*（*MCP*），*C3*，*CFB*，*THBD*[※]，*DGKE*[※]の7遺伝子における病的バリアント保有例

(2) 後天性のaHUSとして抗H因子抗体陽性例

(3) TMAを呈し，STEC-HUS，TTP，二次性TMAが否定的で，上記既知の遺伝子異常は認められないが臨床的にaHUSが疑われる例

[※] *THBD*，*DGKE*における病的バリアント保有例は厳密には凝固関連TMAとされるが，補体活性化にかかわる可能性が示唆されているため，aHUSのなかに含めている。

【参考文献・資料】
1) 小児慢性特定疾病情報センター. 微小血管障害性溶血性貧血 https://www.shouman.jp/disease/details/09_10_020/ 2023.4.19アクセス
2) Noris M, Remuzzi G. Hemolytic uremic syndrome. J Am Soc Nephrol 2005；16：1035-50.
3) 天野芳郎，日高義彦，伊藤有香子：補体制御因子factor Hの遺伝子変異を持つ非典型的溶血性尿毒症症候群の1例. 日小児会誌 2011；115：107-12.
4) 非典型溶血性尿毒症症候群診断基準作成委員会. 非典型溶血性尿毒症症候群 診断基準. https://jsn.or.jp/guideline/pdf/ahus2013.pdf 2023.4.19アクセス
5) Goodship TH, Cook HT, Fakhouri F, et al. Atypical hemolytic uremic syndrome and C3 glomerulopathy: conclusions from a "Kidney Disease: Improving Global Outcomes"（KDIGO）Controversies Conference. Kidney Int 2017；91：539-51.
6) George JN, Nester CM. Syndromes of thrombotic microangiopathy. N Engl J Med 2014；371：654-66.

2. 病態生理

補体は，古典経路，レクチン経路，第二経路の3つの経路によって活性化される[1,2]。古典経路，レクチン経路には，活性化にかかわる認識分子（古典経路では抗体を認識するC1q，レクチン経路では異常な糖鎖を認識するMBL（Mannose binding lectin），Ficolin，Collectin）が存在するのに対して，第二経路には，特別な認識分子は存在しないことが知られている。

aHUS（補体介在性TMA）は，第二経路の異常活性化により発症する。第二経路において，C3はH$_2$O分子と反応して，液相でつねにC3（H$_2$O）が産生され，B因子（Factor B：FB）が結合し，D因子（Factor D：FD）によってB因子はBaとBbに分解されて，C3転換酵素C3（H$_2$O）Bbが形成される。このC3転換酵素は，C3をC3aとC3bに分解し，生じたC3bが微生物などの細胞膜表面に結合し，B因子，D因子，Properdinと反応して新たなC3転換酵素（C3bBbやC3bBbP）を形成する。細胞膜表面に結合したC3転換酵素は，近傍のC3をC3aとC3bに分解し，生じたC3bと結合してC5転換酵素C3bBbC3bとなる。C5転換酵素はC5をC5aとC5bに分解し，生じたC5bがC6，C7と結合することによって細胞膜表面に結合し，さらにC8と複数のC9と順次反応することで膜侵襲複合体（membrane attack complex：MAC）となり，病原体の溶菌・細胞膜融解を引き起こす（図1-2）[2]。

C3の分解反応により生じたC3bは，病原体だけでなく自己の細胞膜にも結合しうる。C3bの自己細胞への結合は，新たなC3転換酵素C3bBbを形成するため，液相と自己細胞膜上で働くH因子（Factor H：FH）はC3bBbからBbを解離し，さらに，H因子や細胞膜タンパク質であるCD46（membrane cofactor protein：MCP）などをコファクターとして，I因子によるC3bの速やかな分解・不活化が促され，補体による細胞傷害から自己細胞を保護している（図1-3）[2]。

aHUSにおける補体遺伝子の異常は，補体制御因子の機能喪失バリアントと，活性化因子の機能獲得バリアントに分けられる[4,5]。制御因子の機能喪失バリアントとして，*CFH*，*CFI*，*CD46*，*VTN*，*THBD*の病的バリアントが報告されている。また，抗H因子抗体の出現によるH因子の機能低下も知られており，補体制御機構の異常により補体系が過剰に内皮細胞膜表面で活性化されることでaHUSが発症すると考えられている。H因子は，60アミノ酸からなるshort consensus repeat（SCR）を20個もち，C末端の19

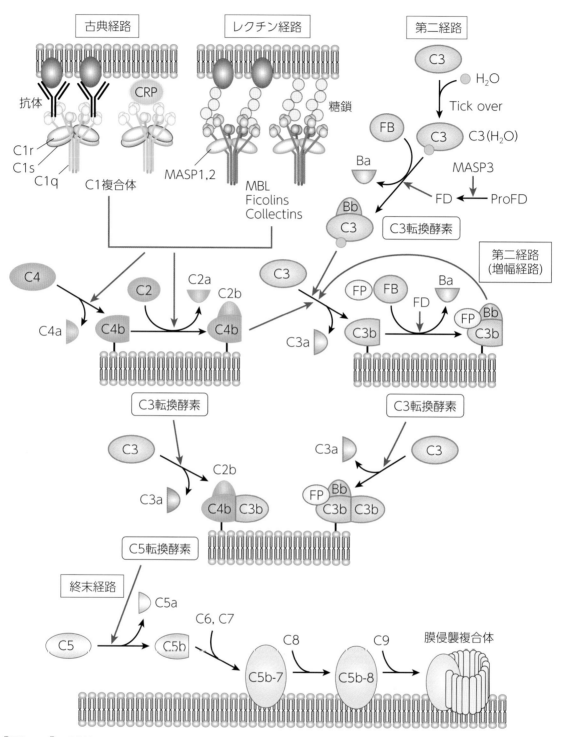

【図1-2】　補体カスケード

C2aおよびC2bは，2019年に定められた命名法により[3]，セリンプロテアーゼドメインを含む分子量の大きい分子をC2bとしている。

文献2より引用

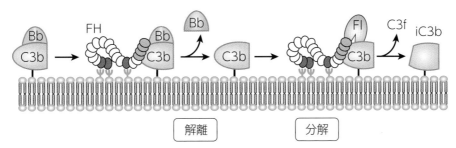

【図1-3】　H因子による補体第二経路の制御機構

H因子（Factor H：FH）は，20個のShort consensus repeat（SCR）からなり，N末端の4つのSCR（薄い灰色）において補体制御機能をもつ。7番目と19，20番目のSCR（濃い灰色）によって細胞膜上のグリコサミノグリカンを介して細胞膜に結合し，細胞膜上で形成されたC3転換酵素C3bBbからBbを解離する。さらに，I因子（Factor I：FI）のコファクターとして働き，C3bをiC3bに分解し不活化する。

文献2より引用

番目と20番目のSCRが内皮細胞膜上のグリコサミノグリカンなどに結合することによって，自己細胞膜上での補体の活性化を制御する（図1-3）[2]。H因子は，C4bには結合せず，C3bやC3bを含むC3転換酵素C3bBbに特異的に結合するため第二経路を制御する。活性化因子の機能獲得バリアントとしては，*CFB*，*C3*のバリアントがあげられる。異常なB因子は，C3bとの結合能が上昇するため，安定なC3転換酵素が形成される。異常なC3は，C3bとH因子の結合が減弱するため，C3bの不活性化が減少する。いずれも第二経路の過剰な活性化を引き起こし，血管内皮細胞や血小板表面の活性化をもたらし，aHUSを発症すると考えられる。

　血管内皮細胞膜上に発現する抗凝固因子Thrombomodulin（THBD）は，H因子とともにC3bと結合し，I因子によるC3bの分解・不活化を促したり，Thrombin activatable fibrinolysis inhibitor（TAFI）をリクルートし，C3aやC5aの不活化を促進することが報告されているが，aHUSの発症に補体系と凝固系がそれぞれどの程度関与するのかは明らかになっていない。Vitronectin（VTN）は，C5b-7に結合し，細胞膜でのMAC形成を抑制するが，aHUS発症と直接関連があるかどうかは定かではない。

　*CFH*の下流領域には，H因子と構造のよく似た複数のSCRドメインをもつ5つの*Complement Factor H Related*（*CFHR*）1〜5が存在する。これらの遺伝子によってコードされるタンパク質のおもな機能は，C3とその分解産物に結合することによって補体の活性化を調節していると考えられているものの詳細は不明である。しかし，*CFHR*の欠失・増幅・組換えなどによるさまざまな融合遺伝子の形成はaHUSの原因であると考えられている。*CFH*と*CFHR1*や*CFHR3*との融合遺伝子がコードするタンパク質は，H因子のグリコサミノグリカンへの結合能を欠損するため，aHUSの原因として報告されている。また，海外では，抗H因子抗体の出現に，*CFHR3-CFHR1*のホモ欠失が関連していることが報告

されている。

　おもに凝固系と関連のあるDiacylglycerol kinase epsilon（DGKE）の欠損は，幼少期にTMAやネフローゼ症候群を発症することが知られているが，補体との関連性は不明である。また，TMA症例で，*Plasminogen*（*PLG*）や*Inverted for-min-2*（*INF2*）の遺伝子異常が報告されているもののTMA発症との関連性ははっきりしない。本ガイドでは，DGKE欠損による疾患をaHUSに含めて解説している。

【参考文献・資料】
1）Garred P, Tenner AJ, Mollnes TE. Therapeutic Targeting of the Complement System: From Rare Diseases to Pandemics. Pharmacol Rev 2021；73：792-827.
2）井上徳光, 木下タロウ. 補体活性化とその制御 日臨 2022；80：1707-12.
3）Bohlson SS, Garred P, Kemper C, et al. Complement Nomenclature–Deconvoluted. Front Immunol 2019；10：1308.
4）Fakhouri F, Zuber J, Frémeaux-Bacchi V, et al. Haemolytic uraemic syndrome. Lancet 2017；390：681-96.
5）Yoshida Y, Kato H, Ikeda Y, et al. Pathogenesis of Atypical Hemolytic Uremic Syndrome. J Atheroscler Thromb 2019；26：99-110.

1．症状

溶血性貧血による貧血症状，血小板減少による紫斑，急性腎障害に起因する症状を認めることが多い。さらに，中枢神経症状，心不全，呼吸障害，消化器症状，高血圧など，さまざまな臓器症状を呈することがある。STEC-HUSにおいては，腹痛，下痢，血便，下血などを呈することが多いが，aHUSにおいても消化管の虚血により消化器症状を呈する症例や，STEC以外の消化器感染症を契機にaHUSを発症する症例も存在する。したがって，消化器症状を有していてもaHUSが否定されるわけではない[1]。aHUSは，特発的もしくは感染症（季節性インフルエンザウイルスや，新型コロナウイルス感染症[2]を含む），分娩，手術，新型コロナウイルスワクチン接種などの補体系が急激に活性化される事象を契機に急性に発症する。実際，本邦のレジストリ調査においても75％の症例でなんらかの契機が確認されている[3]。

【参考文献・資料】
1）Johnson S, Stojanovic J, Ariceta G, et al. An audit analysis of a guideline for the investigation and initial therapy of diarrhea negative（atypical）hemolytic uremic syndrome. Pediatr Nephrol 2014；29：1967-78.
2）Uwatoko R, Shindo M, Hashimoto N, et al. Relapse of atypical hemolytic uremic syndrome triggered by COVID-19: a lesson for the clinical nephrologist. J Nephrol 2023；1-4.
3）Fujisawa M, Kato H, Yoshida Y, et al. Clinical characteristics and genetic backgrounds of Japanese patients with atypical hemolytic uremic syndrome. Clin Exp Nephrol 2018；22：1088-99.

2. 診断の手順

総論

　血小板減少，血清LDHの増加を伴う貧血，各種臓器障害を認めた場合に，TMAが鑑別診断にあがる。TMAのうち，補体系の異常な活性化が病因に直接的に関与するものがaHUS（補体介在性TMA）である。一方，aHUSにおける補体の異常な活性化を一般的な血液検査で評価することは困難である。そのため，急性期におけるaHUSの診断は，TMAを呈する他疾患の除外による臨床的診断となる。臨床的診断をもとに，血漿療法や抗C5抗体薬による先行治療を開始する。後日，補体関連補助検査や遺伝学的検査の結果，および先行治療への反応を総合的に考察して確定診断とする。

　しかし，急性期に臨床的診断でaHUSと判断しても，その後の検査や経過によって二次性TMAや，その他のTMAであることが判明する場合もある。逆に，二次性TMAやその他のTMAと診断した症例が各病因に応じた治療を行っても軽快しない場合には，aHUSの可能性を再検討する必要がある。以上のことから，本ガイドでは，「非典型溶血性尿毒症症候群（aHUS）診療ガイド2015」のアルゴリズムに診断の見直しを促す交差線を追加した（図2-1）。

aHUSの臨床的診断

　TMAは臨床的に，①溶血性貧血，②血小板減少，③臓器障害を呈する疾患である。

　TMAのうち下記の3徴を認め，STEC-HUS，TTP，二次性TMAを除外して，臨床的にaHUSを診断する。

---

(1)【微小血管症性溶血性貧血】ヘモグロビン（Hb）10g/dL未満[※1]
　　微小血管症性溶血性貧血は，血清LDHの上昇および血清ハプトグロビンの著減に加え末梢血塗抹標本での破砕赤血球の存在によって診断される。なお，破砕赤血球を検出しない場合もある。

(2)【血小板減少】血小板（platelets：PLT）15万/μL未満

(3)【急性腎障害（acute kidney injury：AKI）】小児例では年齢・性別による血清クレアチニン基準値の1.5倍以上（血清クレアチニンは，日本小児腎臓病学会の基準値を用いる）。成人例ではAKIの診断基準を用いる[※2]。

[※1] Hb10g/dL未満を満たさない場合においても，微小血管症性溶血性貧血が存在すれば当該徴候を満たすものとする。

[※2] KDIGOのAKIの診断基準を用いる[1, 2]。

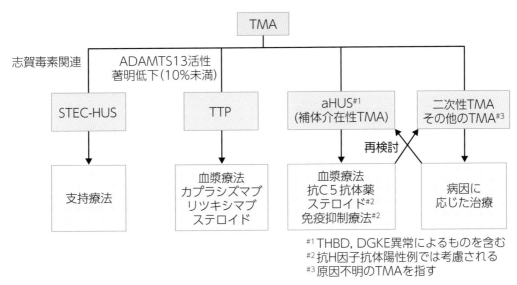

【図2-1】 診断のアルゴリズム
TMAの徴候を認めた場合は，STEC-HUS, TTP, 二次性TMAを除外し，aHUSの臨床的診断に至る。ただし，aHUSと二次性TMAの鑑別はしばしば困難であり，治療の経過によって診断の再検討が必要となることがある。

STEC-HUSの鑑別のために，牛肉や生野菜を含む食事や井戸水の摂取歴の聴取，腹部画像検査，便培養検査を行い，TTPの鑑別のために，ADAMTS13活性，ADAMTS13抗体（インヒビター）を評価する（第2章4b，c参照）。また，紫斑やAKIなどのTMAを疑わせる患者本人の既往歴および原疾患不明でAKIから腎代替療法が必要となった腎不全の家族歴も参考にする。問診や身体診察などから二次性TMAの原因が疑われる場合は，それぞれの疾患に該当する精査を行う。

AKIの診断基準については，小児例では年齢・性別による血清クレアチニン基準値の1.5倍以上とする。血清クレアチニン値は，日本小児腎臓病学会の基準値を用いる（表2-1）。成人例ではKDIGOのAKIの診断基準を用いる。具体的には，1. ΔsCr$\geqq$0.3 mg/dL（48時間以内），2. sCrの基礎値から1.5倍上昇（7日以内），3. 尿量0.5 mL/kg/時以下が6時間以上持続のうちどれか一つを満たせばAKIと診断する（表2-2）。

aHUSの確定診断

海外の報告では，aHUSの診断に血液中のC3，C4，H因子，I因子，B因子の測定，白血球上のCD46（MCP）の発現量の解析などが有効であったという報告もあるが，これらの検査で異常値を呈さないことも多く，確定診断の根拠に用いることはできない[3]。本邦の一般検査で測定可能なC3とC4に関しては，C3低値かつC4正常のパターンは補体第二経路の活性化を反映しaHUSが疑われる所見である。しかし，このパターンを呈するaHUS症例は半数程度にとどまるため，たとえC3が正常であってもaHUSの可能性を否定することはできない。尿所見では血

【表2-1】　小児における血清クレアチニン基準値

年齢	50%タイル値 (中央値)	年齢	50%タイル値 (中央値)
3〜5か月	0.2	10歳	0.41
6〜8か月	0.22	11歳	0.45
9〜11か月	0.22	12歳　男	0.53
1歳	0.23	12歳　女	0.52
2歳	0.24	13歳　男	0.59
3歳	0.27	13歳　女	0.53
4歳	0.3	14歳　男	0.65
5歳	0.34	14歳　女	0.58
6歳	0.34	15歳　男	0.68
7歳	0.37	15歳　女	0.59
8歳	0.4	16歳　男	0.73
9歳	0.41	16歳　女	0.59

注1)中央値(基準値)の1.5倍以上を認めれば, aHUS診療におけるAKIと診断する。
注2)中央値(基準値)の2倍以上は, 本邦指定難病のaHUS重症度分類の基準のひとつとなっている。

難病情報センター. 非典型溶血性尿毒症症候群(指定難病109)https://www.nanbyou.or.jp/entry/3847 (2023.4.17アクセス)より引用

【表2-2】　成人におけるAKI診断基準と病期分類

定義	1. $\Delta sCr \geq 0.3$ mg/dL(48時間以内) 2. sCr の基礎値から1.5倍上昇(7日以内) 3. 尿量0.5 mL/kg/時以下が6時間以上持続	
	sCr基準	尿量基準
病期1	$\Delta sCr \geq 0.3$ mg/dL or sCr 1.5〜1.9倍上昇	0.5 mL/kg/時未満6時間以上
病期2	sCr 2.0〜2.9倍上昇	0.5mL/kg/時未満12時間以上
病期3	sCr 3.0倍上昇 or sCr≧4.0 mg/dLまでの上昇 or 腎代替療法開始	0.3 mL/kg/時未満24時間以上 or 12時間以上の無尿

注1)定義1〜3のひとつを満たせばAKIと診断する。sCrと尿量による重症度分類では重症度の高いほうを採用する。
注2)病期2以上は, 本邦指定難病のaHUS重症度分類の基準のひとつとなっている。

KDIGO Clinical Practice Guideline for Acute Kidney Injury. Kidney Int Suppl 2012；2：8–12より引用

尿(典型例では血管内溶血を反映して尿潜血陽性, 尿沈渣赤血球陰性)や蛋白尿を認める例も多い。

　特殊な検査として, ヒツジ赤血球を用いた溶血試験は, *CFH*の病的バリアント保有例および抗H因子抗休陽性例において高頻度で陽性となる[4, 5]。そのほかにもさまざまな診断や疾患活動性の評価に有用とされるバイオマーカーの報告があるが, 実際の確定診断には既知の原因遺伝子の検索(*CFH, CFB, CFI, C3, CD46, THBD, DGKE*,(*PLG*)), 抗H因子抗体の有無の解析が必要である。*PLG*を除く上述した既知7遺伝子に関する遺伝学的検査は2020年から保険収載されており, かずさDNA研究所で検査可能である。

しかし，既知の遺伝子に病的バリアントが見つからない症例も40～60％程度存在するため，遺伝子変異が発見されない場合であってもaHUSは否定できない。

aHUSの診断には，上述のように多くの検査が必要でかつ確定診断も難しいため，aHUSが疑われる症例は，診断や治療経験が豊富な医療機関と連携を取ることが望ましい。さらに，aHUSの原因遺伝子にバリアントが見つかった場合でも，明らかに病的なバリアントから，解釈の難しいバリアント，病的ではないバリアントがある。したがって，同定されたバリアントの解釈に関しては，専門家と相談することが望ましい。

aHUSが疑われる症例に関して，厚生労働科学研究「非典型溶血性尿毒症症候群（aHUS）の全国調査研究」の事務局（名古屋大学腎臓内科）で症例相談を受け付けており，ヒツジ赤血球溶血試験，抗H因子抗体検査の検査依頼も可能である。

【参考文献・資料】
1） AKI（急性腎障害）診療ガイドライン作成委員会（編）. AKI（急性腎障害）診療ガイドライン2016，日腎会誌 2017；59：419-533.
2） KDIGO Clinical Practice Guideline for Acute Kidney Injury. Kidney Int Suppl 2012；2：1-138.
3） Loirat C, Frémeaux-Bacchi V. Atypical hemolytic uremic syndrome. Orphanet J Rare Dis 2011；6：60.
4） Roumenina LT, Roquigny R, Blanc C, et al. Functional evaluation of factor H genetic and acquired abnormalities: application for atypical hemolytic uremic syndrome（aHUS）. Methods Mol Biol 2014；1100：237-47.
5） Yoshida Y, Miyata T, Matsumoto M, et al. A novel quantitative hemolytic assay coupled with restriction fragment length polymorphisms analysis enabled early diagnosis of atypical hemolytic uremic syndrome and identified unique predisposing mutations in Japan. PLoS One 2015；10：e0124655.

３．難病診断基準

　aHUSは2015年より指定難病および小児慢性特定疾病に登録されている。詳細は難病情報センターのWebサイト，非典型溶血性尿毒症症候群（指定難病109）を参照いただきたい https://www.nanbyou.or.jp/entry/3847（2023.4.19アクセス）。

4．鑑別診断
a. TMAの診断とTMA類似疾患の鑑別

TMAの診断には，Hb値低下，血小板減少，臓器障害をきたしうるTMA以外の疾患を鑑別する必要がある。以下に鑑別すべきTMA類似疾患を示す。

播種性血管内凝固症候群(disseminated intravascular coagulation：DIC)

PT，APTT，FDP，Dダイマー，フィブリノーゲンなどを測定し，DICの診断基準を用いて鑑別する。通常，DICは敗血症，悪性腫瘍，血液疾患，外傷などの基礎疾患のもとで発症する。

自己免疫性溶血性貧血

血清LDHの上昇，ハプトグロビン著減はTMAと共通するが，破砕赤血球を認めず，直接クームス試験陽性の場合は自己免疫性溶血性貧血を疑う。

悪性貧血

悪性貧血はまれにTMAのような所見を呈することが報告されており[1]，ビタミンB12，葉酸を測定する。一般的に，悪性貧血では網状赤血球は減少していることが多い。

ヘパリン起因性血小板減少症(heparin-induced thrombocytopenia：HIT)

ヘパリン投与歴とその時期および免疫学的測定法によりHIT抗体の確認を行う。

【参考文献・資料】
1) Tadakamalla AK, Talluri SK, Besur S. Pseudo-thrombotic thrombocytopenic purpura: A rare presentation of pernicious anemia. N Am J Med Sci 2011；3：472-4.

4．鑑別診断
b. STEC-HUS

STEC-HUSの診断には，STEC感染の証明が必要となる。STEC感染を証明するには，便培養検査，便中志賀毒素直接検出法，便中志賀毒素遺伝子のPCRによる検出法，血清抗病原性大腸菌O157 lipopolysaccharide(LPS)-IgM抗体測定法などが有用である。

便培養検査の検体採取時の注意点として，STEC感染がごく少量の感染菌数でも感染が成立し，下痢発症後数日しか排菌されないことも少なくないため，可能な限り発症早期の十分量の採便を心がける。採便後，ただちに検査ができない場合にはCary-Blair培地などの輸送培地で保存して輸送することが望ましい[1]。STEC O157のソルビトール非発酵株である性質を利用したSorbitol MacConkey培地による培養などSTEC各種血清型の性質を利用した選択培養を利用し検出に努める。近年，欧米ではSTEC感染症の起因菌に占めるO157の割合が低下し，non-O157の頻度が増加している[2, 3]。本邦においてもSTEC感染症におけるO157を起因とする割合は50％前後であり，HUS発症例においてもO157に起因する割合は70％程度と減少傾向にある[4]。以上のことから，感染菌の血清型に関係しない診断法が注目され，特に便中志賀毒素遺伝子のPCRによる検出法では，志賀毒素遺伝子も含めた多数の腸管感染症の原因細菌，ウイルス遺伝子の検出が可能となる遺伝子解析パネル(FilmArray®，Verigene®，Luminex®)が開発されている。

血清抗病原性大腸菌O157 LPS-IgM抗体測定による血清学的検査は，便培養検査で菌の検出ができなかった場合にも後方視的に感染が確認できるところが大きな利点である。血清抗病原性大腸菌O157 LPS-IgM抗体は下痢発症後，1～4週間程度の期間で高率に陽性となることが報告されており[5, 6]，検体採取の時期も考慮し，記録しておくことが望ましい。しかし，O157以外は保険収載されておらず，地方公衆衛生研究所や国立感染症研究所への依頼が必要となる。そのために，発症初期，経過中の血清検体の確保も必要である。

STEC腸炎は，85％程度の症例で明らかな鮮血便を認め，腹部膨満と激しい腹痛を呈する。画像検査では，著明な結腸壁，特に右側結腸の壁肥厚を伴うことが多く，重症例では全結腸壁におよぶことから，STEC腸炎の鑑別に有用である[7, 8]。しかし，STEC腸炎における大腸壁の肥厚は胃腸炎症状の軽快とともに改善すること

があり[9]，HUS発症時点での大腸壁肥厚の評価では胃腸炎症状の経過を念頭においた観察が必要である。

　小児におけるSTEC-HUSは，欧米でTMA全体の約90％[10, 11]，本邦で約64％を占めると報告され[12]，もっとも頻度が高いことから生後6か月以降で血便を含めた激しい腹部症状を呈するTMA症例では，STEC-HUSを最初に考慮すべきである。詳細は，HUSガイドライン（https://jsn.or.jp/academicinfo/report/hus2013book.pdf）などを参照いただきたい。

【参考文献・資料】

1）国立感染症研究所．腸管出血性大腸菌（EHEC）検査・診断マニュアル 2019年9月改訂．https://www.niid.go.jp/niid/images/lab-manual/EHEC20190920.pdf. 2021.9.15アクセス
2）CDC. National enteric disease surveillance: Shiga toxin-producing Escherichia coli（STEC）Annual Report, 2015. http://www.cdc.gov/nationalsurveillance/pdfs/STEC_Annual_Summary_2015-508c.pdf. 2021.9.2アクセス
3）ECDC ECDC surveillance report. Surveillance of seven priorities food-and waterborne diseases in the EU/EEA 2010-2012. https://www.ecdc.europa.eu/sites/default/files/media/en/publications/Publications/food-and-waterborne-diseases-surveillance-report-2015.pdf . 2021.9.2アクセス
4）芦田明．志賀毒素産生性腸管出血性大腸菌関連溶血性尿毒症症候群（STEC-HUS）．日血栓止血会誌 2020；31：37-44.
5）Ludwig K, Bitzan M, Bobrowski C, et al. Escherichia coli O157 fails to induce a long-lasting lipopolysaccharide-specific, measurable humoral immune response in children with hemolytic-uremic syndrome. J Infect Dis 2002；186：566-9.
6）川村尚久，坂良逸，竹中義人，他．腸管出血性大腸炎及び溶血性尿毒症症候群におけるO157 LPS IgM値およびラテックス・スライド凝集法によるO157 LPS抗体検出キットの検討．小児内科 1998；30：823-8.
7）Shigeno T, Akamatsu T, Fujimori K, et al. The clinical significance of colonoscopy in hemorrhagic colitis due to enterohemorrhagic Escherichia coli O157：H7 infection. Endoscopy 2002；34：311-4.
8）Hiraka T, Kanoto M, Sugai Y, et al. Computed Tomographic Findings of Enterohemorrhagic Escherichia coli O157 Infection: An Analysis of a 7-Case Regional Outbreak. J Comput Assist Tomogr 2015；39：406-8.
9）芦田明．溶血性尿毒症症候群．日小児腎不全会誌 2021；41：22-30.
10）Fakhouri F, Zuber J, Frémeaux-Bacchi V, et al. Haemolytic uraemic syndrome. Lancet 2017；390：681-96.
11）Ardissino G, Salardi S, Colombo E, et al. Epidemiology of haemolytic uremic syndrome in children. Data from the North Italian HUS network. Eur J Pediatr 2016；175：465-73.
12）Ashida A, Matsumura H, Sawai T, et al. Clinical features in a series of 258 Japanese pediatric patients with thrombotic microangiopathy. Clin Exp Nephrol 2018；22：924-30.

4．鑑別診断
c. TTP

TTPは，血小板減少，溶血性貧血，腎機能障害，発熱，精神神経症状が古典的5徴候として知られている。現在では血小板減少と溶血性貧血の存在で疑い，ADAMTS13活性10％未満で診断されるようになった[1]。TTPには先天性と後天性があり，先天性では*ADAMTS13*異常により，後天性ではADAMTS13に対する自己抗体が産生されることにより，ADAMTS13活性が著減する。古典的5徴候のうち前3者は，aHUSの診断基準に含まれるものである。そのため，TTPと

aHUSは鑑別が困難な場合があるが，ADAMTS13活性を測定することで明確に診断できるようになった。ただし，現状ではADAMTS13活性は院内で測定できず，外注検査になるため，結果返却まで3〜5日程度の時間を要する医療機関がほとんどである。TTPは血液学的救急疾患であり，できるだけ早く血漿交換を含めた治療を開始する必要がある。

TTPを診断するためにADAMTS13活性著減（10％未満）を臨床的に予測する方法を2つ紹介

【表2-3】　PLASMIC Score，French Score

項目	PLASMIC Score	French Score
血小板数	<3万/μL(+1)	<3万/μL(+1)
血清クレアチニン値	<2.0mg/dL(+1)	<2.26mg/dL(+1)
溶血所見 間接ビリルビン>2 mg/dL または網状赤血球>2.5% またはハプトグロビン測定感度以下	+1	※
活動性悪性腫瘍がない	+1	※
臓器または幹細胞移植歴がない	+1	※
INR<1.5	+1	※
MCV<90fL	+1	該当項目なし
ADAMTS13活性が10％以下である確率	0〜4：0〜4% 5：5〜24% 6〜7：62〜82%	0：2% 1：70% 2：94%

※ French Scoreでは，溶血と破砕赤血球を含む微小血管症性溶血性貧血患者を定義し，がん，移植，播種性血管内凝固症候群の既往歴や臨床的証拠がないことを前提としている。

文献2，4より引用

する。

PLASMICスコア[2,3]

　血小板数3万/μL未満，血清クレアチニン2.0 mg/dL未満，溶血（間接ビリルビン2 mg/dL，または網状赤血球2.5％超，またはハプトグロビン検出感度以下），活動性のがんの合併なし，臓器または造血幹細胞移植の既往なし，MCV 90 fL未満，PT INR（international normalized ratio）1.5未満の7項目でADAMTS13活性低下を予測する。このうち，6〜7項目陽性のときは高リスク（ADAMTS13活性が著減する確率62〜82％），5項目では中リスク（同5〜24％），0〜4項目の場合は低リスク（同0〜4％）である。

Frenchスコア[3,4]

　血小板数3万/μL未満と血清クレアチニン2.26 mg/dL未満の2項目で予測する。2項目陽性であればADAMTS13活性10％未満の確率が94％，1項目であれば70％，0項目であれば2％と報告されている（表2-3）。

【参考文献・資料】
1）松本雅則，藤村吉博，和田英夫，他．血栓性血小板減少性紫斑病（TTP）診療ガイド2017. 臨床血液 2017；58；271-81.
2）Bendapudi PK, Hurwitz S, Fry A, et al. Derivation and external validation of the PLASMIC score for rapid assessment of adults with thrombotic microangiopathies: a cohort study. Lancet Haematol 2017；4：e157-64.
3）Zheng XL, Vesely SK, Cataland SR, et al. ISTH guidelines for the diagnosis of thrombotic thrombocytopenic purpura. J Thromb Haemost 2020；18：2486-95.
4）Coppo P, Schwarzinger M, Buffet M, et al. Predictive features of severe acquired ADAMTS13 deficiency in idiopathic thrombotic microangiopathies: the French TMA reference center experience. PLoS One 2010；5：e10208.

４．鑑別診断
d. 妊娠

妊娠中や分娩後は，子癇，子癇前症，HELLP（hemolysis，elevated liver enzymes，low platelets）症候群からaHUSに至るまでさまざまなタイプの臨床的TMAを呈する疾患のハイリスク期間であり，鑑別を要する。診断・治療に関する詳細は第6章4で解説する。

【参考文献・資料】

1) Fakhouri F, Frémeaux-Bacchi V. Thrombotic microangiopathy in aHUS and beyond: clinical clues from complement genetics. Nat Rev Nephrol 2021；17：543-53.

4．鑑別診断
e. 腎移植

aHUS症例に腎移植を行った場合は，TMAの再発と移植腎の廃絶率が高いことから，注意を要する[1]。

腎移植後に発症するTMAは，原疾患がaHUSである症例の腎移植後の再発，腎移植後に新規発症するaHUS，臓器移植に伴う移植後TMA（二次性TMA）に分けられる[2]。診断・治療に関する詳細は第6章3で解説する。

【参考文献・資料】
1）Verbiest A, Pirenne J, Dierickx D. De novo thrombotic microangiopathy after non-renal solid organ transplantation. Blood Rev 2014；28：269-79.
2）松井勝臣, 安田隆. 薬剤性および移植関連aHUS. 日腎会誌 2014；56：1067-74.

4．鑑別診断
f. 高血圧緊急症／悪性高血圧

aHUSは発症時に重篤な高血圧を伴うことがあるため，他の原因に起因する高血圧緊急症／悪性高血圧との鑑別を要する。aHUSの約半数の症例において発症時に重篤な高血圧症（>200/120 mmHg）を伴うと報告されている[1, 2]。一方で，高血圧緊急症症例からみると，aHUSに起因するものは3％未満とごく少数である[3]。高血圧緊急症のなかにはTMAを合併する症例が一定数存在するが，TMAの原因としてはaHUSのほかに，薬剤性，慢性腎炎（特にIgA腎症），全身性強皮症などが報告されている[4]。高血圧緊急症の原因がaHUSであった場合は，降圧療法のみでは改善が見込めないため，原因となる疾患の鑑別診断が重要である。

高血圧緊急症を合併したTMAの原疾患の鑑別として，aHUSを他の要因と鑑別するための臨床的特徴があげられている。具体的には，女性，45歳未満，高血圧の既往歴がない，血圧のコントロールのみでは早期にTMAが軽快しない，腎生検で糸球体血栓が存在する，左室肥大を認めない，腎代替療法を要する，血清C3の低値やaHUSの家族歴がある，これらは他の要因よりaHUSを疑うポイントであるとして提唱されている[5, 6]。

【参考文献・資料】
1) El Karoui K, Boudhabhay I, Petitprez F, et al. Impact of hypertensive emergency and rare complement variants on the presentation and outcome of atypical hemolytic uremic syndrome. Haematologica 2019；104：2501-11.
2) Cavero T, Arjona E, Soto K, et al. Severe and malignant hypertension are common in primary atypical hemolytic uremic syndrome. Kidney Int 2019；96：995-1004.
3) Rubin S, Cremer A, Boulestreau R, et al. Malignant hypertension: diagnosis, treatment and prognosis with experience from the Bordeaux cohort. J Hypertens 2019；37：316-24.
4) Cavero T, Auñón P, Caravaca-Fontán F, et al. Thrombotic microangiopathy in patients with malignant hypertension. Nephrol Dial Transplant 2023；38：1271-26.
5) Fakhouri F, Frémeaux-Bacchi V. Thrombotic microangiopathy in aHUS and beyond: clinical clues from complement genetics. Nat Rev Nephrol 2021；17：543-53.
6) Fakhouri F, Schwotzer N, Frémeaux-Bacchi V. How I diagnose and treat atypical hemolytic uremic syndrome. Blood 2023；141：984-95.

4．鑑別診断
g. 二次性TMAおよびその他のTMA

血栓性微小血管症(thrombotic microangiopathy：TMA)のうち，膠原病，感染症，薬剤，妊娠，高血圧緊急症，悪性腫瘍，移植，代謝性疾患などの基礎疾患によるTMAを二次性TMAとする[1~8]。現時点で原因がわからないTMAは，「非典型溶血性尿毒症症候群(aHUS)診療ガイド2015」では分類できないため，本ガイドでは「その他のTMA」として新たに定義した(第1章1参照)。二次性TMAは基礎疾患の治療により軽快することが多い。なお，基礎疾患の治療を行っても急性腎障害が進行する場合は，aHUSを疑う。妊娠，腎移植，高血圧緊急症に伴う二次性TMAの一部に，補体経路の異常活性化が関与するため，aHUSとの鑑別が難しい場合があり詳細は第6章3，4で解説する。

自己免疫疾患・膠原病

全身性エリテマトーデス，強皮症，抗リン脂質抗体症候群が二次性TMAの原因として頻度が高い。膠原病TMAの診断は，原疾患に特徴的な理学的所見，疾患特異的な自己抗体などで診断する。抗リン脂質抗体症候群は，APTT(活性化部分トロンボプラスチン時間)が延長し，動静脈血栓を合併することが多い。膠原病TMAは，基礎疾患の治療により溶血性貧血と血小板減少

が軽快するが，難治例には血漿交換療法が有効なことがある。また，劇症型抗リン脂質抗体症候群は，二次性TMAにDICを合併するため致死率が高く，治療法が確立していない。

感染症

二次性TMAの原因になりうる感染症として，重症溶血性連鎖球菌感染症，HIV，インフルエンザAウイルスH1N1亜型，C型肝炎ウイルス，サイトメガロウイルス，百日咳，水痘，リケッチア感染症が知られている[9]。ただし，インフルエンザウイルスなどの感染が契機となってaHUSを発症することもあるので，注意が必要である[10]。肺炎球菌感染症のなかでも，特に侵襲性肺炎球菌感染症はTMAを呈することがあり，小児に認められる[11]。肺炎球菌が産生するノイラミニダーゼによって露出するThomsen-Friedenreich(T)抗原に対する抗T-IgM抗体が血漿中に存在するため，血漿療法により病状が悪化する可能性があり，肺炎球菌TMAには血漿交換や血漿輸注を行わない。また，輸血が必要な場合には，洗浄血液製剤を使用する。

薬剤性

抗血小板薬(チクロピジン，クロピトグレル)，抗寄生虫薬(キニーネ)，抗ウイルス薬，イン

ターフェロン，抗悪性腫瘍薬（ゲムシタビン，VEGF阻害薬），免疫抑制薬（シクロスポリン，タクロリムス，シロリムス），ウィルスベクター製剤（オナセムノゲン　アベパルボベク：ゾルゲンスマ®）プロテアソーム阻害薬（カルフィルゾミブ），麻薬，経口避妊薬による薬剤TMAの治療は，被疑薬を中止すれば自然軽快することが多い[12]。

妊娠

妊娠第3期に妊娠高血圧腎症，HELLP（hemolysis, elevated liver enzymes, low platelets）症候群を合併しやすい。特に重症型の妊娠高血圧腎症は，高血圧，けいれん（子癇）に二次性TMAを合併することがあり，急速遂娩の適応がある。妊娠高血圧腎症とHELLP症候群は，分娩後72時間以内に軽快する。分娩後もTMAと急性腎障害が進行性に悪化，もしくは分娩後にTMAを発症して緊急透析を必要とする症例はaHUSである可能性が高く，血漿交換療法または抗補体療法の適応となる（第6章参照）。

高血圧緊急症

典型例は収縮期血圧＞180 mmHg，拡張期血圧＞120 mmHgで，可逆性後白質脳症症候群（posterior reversible encephalopathy syndrome：PRES）を合併する。高血圧緊急症の約70％に高血圧症の既往があり，45歳以上の男性においての頻度が高い。降圧療法によりTMA所見が72時間以内に改善することが多い。一方，適切に血圧を低下させてもTMA所見が改善しない，もしくは緊急透析を必要とする重症な急性腎不全を伴えばaHUSを疑う。悪性高血圧の腎病理はaHUSと異なり糸球体に血栓がないとする報告もあるが，全身状態が悪いTMA症例に腎生検を行えることは稀で結論は得られていない。

悪性腫瘍

進行がんの末期で溶血性貧血と血小板減少を示すことがある。がんの既往がある症例，もしくは背部痛，腹痛，呼吸器症状があれば，画像検査により悪性腫瘍の検索が望ましい。播種性血管内凝固（DIC）との鑑別診断が必要となることもあるが，血漿療法と抗補体療法は無効である。

移植

造血幹細胞移植と腎移植に，二次性TMAを合併することがある。造血幹細胞移植の場合は，抗悪性腫瘍薬，放射線治療，免疫抑制薬（カルシニューリン阻害薬）が血管内皮を傷害して二次性TMAを発症するが，血漿交換療法は無効である。腎移植に関しては，第6章3を参照いただきたい。また，造血幹細胞移植に関しては「造血細胞移植ガイドライン」の「移植関連血栓性微小血管症（transplant-associated thrombotic microangiopathy：TA-TMA）」の項を参照いただきたい[13]。

コバラミンC代謝異常

メチルマロン酸とホモシステインの代謝に関与する*MMACHC*バリアントが原因で二次性TMAを発症する。本邦での症例数は不明である。生後1年以内に発病することが多いものの，成人例の報告もある。血漿ホモシステイン高値，血漿メチオニン低値，尿中メチルマロン酸の高値を示す。治療は大量ビタミンB12，ベタインと葉酸の投与で速やかにTMAは軽快する。

その他のTMA

現時点で原因不明のTMAを指す。具体的には，

STEC-HUS, TTPは否定的で，かつTMAを発症しうる基礎疾患がなく，補体関連因子の異常も否定的な症例は，「非典型溶血性尿毒症症候群（aHUS）診療ガイド2015」では分類が困難であることから，本ガイドでは「その他のTMA」として新たに定義した。たとえば，補体関連遺伝子以外の未知の遺伝子病的バリアントによって引き起こされることが想定されるTMA，あるいは二次性TMAの原因となる併存疾患がなく当初は臨床的にaHUSと診断されたが，その後の血漿療法および抗C5抗体薬投与が有効でなかったTMAは「その他のTMA」に含まれる。

【参考文献・資料】

1）Dahlan R, Sontrop JM, Li L, et al. Primary and Secondary Thrombotic Microangiopathy Referred to a Single Plasma Exchange Center for Suspected Thrombotic Thrombocytopenic Purpura: 2000-2011. Am J Nephrol 2015；41：429-37.

2）George JN, Nester CM. Syndromes of thrombotic microangiopathy. N Engl J Med 2014；371：654-66.

3）Fox CL, Cohney SJ, Kausman JY, et al. Consensus opinion on diagnosis and management of thrombotic microangiopathy in Australia and New Zealand. Nephrology 2018；23：507-17

4）Fakhouri F, Frémeaux-Bacchi V. Thrombotic microangiopathy in aHUS and beyond: clinical clues from complement genetics. Nat Rev Nephrol 2021；17：543-53.

5）Goodship THJ, Cook HT, Fakhouri F, et al. Atypical hemolytic uremic syndrome and C3 glomerulopathy: conclusions from a "Kidney Disease: Improving Global Outcomes"（KDIGO）Controversies Conference. Kidney Int 2017；91：539-51.

6）非典型溶血性尿毒症症候群診断基準改訂委員会. 非典型溶血性尿毒症症候群（aHUS）診療ガイド2015. 日腎会誌 2016；58：62–75.

7）Larsen CP, Wilson JD, Best-Rocha A, et al. Genetic testing of complement and coagulation pathways in patients with severe hypertension and renal microangiopathy. Mod Pathol 2018；31：488-94.

8）Scully M, Hunt BJ, Benjamin S, et al. Guidelines on the diagnosis and management of thrombotic thrombocytopenic purpura and other thrombotic microangiopathies. Br J Haematol 2012；158：323-35.

9）Allen U, Licht C. Pandemic H1N1 influenza A infection and（atypical）HUS--more than just another trigger? Pediatr Nephrol 2011；26：3-5.

10）Fan X, Yoshida Y, Honda S, et al. Analysis of genetic and predisposing factors in Japanese patients with atypical hemolytic uremic syndrome. Mol Immunol 2013；54：238-46.

11）Veesenmeyer AF, Edmonson MB. Trends in US hospital stays for Streptococcus pneumoniae-associated hemolytic uremic syndrome. Pediatr Infect Dis J 2013；32：731-5.

12）Al-Nouri ZL, Reese JA, Terrell DR, et al. Drug-induced thrombotic microangiopathy: a systematic review of published reports. Blood 2015；125：616-8.

13）一般社団法人日本造血・免疫細胞療法学会 造血細胞移植ガイドライン SOS/TA-TMA（第2版）2022年 https://www.jstct.or.jp/uploads/files/guideline/01_06_06_sos_ta-tma02n.pdf 2023.4.20アクセス

5．海外におけるExpert Opinion

　各国の研究グループからexpert opinionやconsensus opinionに基づいて，TMAやaHUSに関する診療ガイドが作成されている。

疾患定義

　aHUSの定義に関して，本ガイドではTMAからTTPとSTEC-HUSを除外したあとに，補体介在性TMAとしてのaHUSと二次性TMA，その他のTMAに分けている。一方でKDIGOのconsensus opinion[1)]のように，TMAからTTPを除外したあとに，HUSをSTEC-HUS（典型的なHUS）とそれ以外のHUS（非典型的なHUS：aHUS）に分類したうえで，一次性aHUSと二次性aHUSに分ける考え方もある。本邦のガイドラインでは，一次性aHUSはaHUS（補体介在性TMA），二次性aHUSは二次性TMAに相当する。

診断

　血小板数低下に関しては，血小板数15万/μL未満，またはベースから25％減の基準のどちらかが採用されている場合が多い[2〜4)]。貧血の基準としては，本ガイドやスペイン，オーストラリア／ニュージーランドからのopinionのようにHb10 g/dL未満とするものと[2, 3)]，韓国のopinionにおけるaHUS症例の選択基準のようにHbの基準値を正常下限未満とするものが存在する[4)]。なお，エクリズマブやラブリズマブの臨床試験におけるaHUS症例の選択基準では，血清LDH高値やハプトグロビン低値といった溶血所見も合わせて確認することを条件とされていた。臓器障害については，頻度が高い急性腎障害のみを定義するopinionが多く，その他の臓器症状として，消化器症状や中枢神経症状が並列に記載されているものもみられる。

【参考文献・資料】

1) Goodship THJ, Cook HT, Fakhouri F, et al. Atypical hemolytic uremic syndrome and C3 glomerulopathy: conclusions from a "Kidney Disease: Improving Global Outcomes"(KDIGO)Controversies Conference. Kidney Int 2017；91：539-51.
2) Campistol JM, Arias M, Ariceta G, et al. An update for atypical haemolytic uraemic syndrome: diagnosis and treatment. A consensus document. Nefrologia 2015；35：421-47.
3) Fox LC, Cohney SJ, Kausman JY, et al. Consensus opinion on diagnosis and management of thrombotic microangiopathy in Australia and New Zealand. Nephrology 2018；23：507-17.
4) Lee H, Kang E, Kang HG, et al. Consensus regarding diagnosis and management of atypical hemolytic uremic syndrome. Korean J Intern Med 2020；35：25-40.

6. 各種検査
a. 遺伝学的検査

遺伝学的検査は，その結果を得るのに時間を要すること，aHUSの40〜60％には既知遺伝子に原因バリアントが同定されないことなどから，aHUSの臨床診断には必須ではないが，確定診断や治療方針のために原因遺伝子の探索は重要である。原因遺伝子の違いによって，aHUSの再発リスクや腎・生命予後が異なり，また，抗C5抗体薬継続の要否にも影響する。aHUSによる腎不全症例の腎移植前には，移植後の再発リスクを予測するために遺伝学的検査は必須である[1]。aHUS発症に関与する遺伝子として，*CFH*, *CFB*, *CFI*, *C3*, *CD46*, *THBD*, *DGKE*, *PLG*, *VTN*[2], *INF2*[3]が報告されているが，*PLG*や*VTN*, *INF2*は症例数が少なく，確立された知見には至っていない。また, *CFH*::*CFHR1*融合遺伝子[4]や*CFHR3*／*CFHR1*ホモ欠失[5]などの構造バリアントもaHUSの原因となる。

2020年4月に，*CFH*, *CFB*, *CFI*, *C3*, *CD46*, THBD, *DGKE*の7遺伝子の遺伝学的検査が保険収載され，かずさDNA研究所で検査可能となった[6]。同施設での遺伝学的検査には，同施設と検査依頼施設との間で検査に関する契約が必要であり，未契約の場合は近隣の契約施設を介しての検査依頼を検討する。かずさDNA研究所での遺伝学的検査に用いられている短鎖リード型の次世代シーケンサーでは，大規模欠失・挿入などのコピー数変化や大規模なゲノム構造変化は検出困難であり, *CFH*::*CFHR1*融合遺伝子や*CFHR3*／*CFHR1*ホモ欠失などは検査対象とされていない。本ガイド発行時点では構造バリアント評価のための保険収載された検査はない。

aHUSに関する遺伝子バリアントは，病的か否かの判断が難しいものが少なくないため，その判断には注意を要する。欧米ではアレル頻度0.005未満のバリアントが，本邦や東アジアの集団ではそれ以上のアレル頻度であることも珍しくない。また，既報で病的と考えられたバリアントが，その後の知見などで病的意義の乏しいものであると判断されることもあり，最新のデータで判断することが重要である。検出された遺伝子バリアントの評価に迷う場合や，構造バリアントを疑う場合は，名古屋大学腎臓内科内のaHUS事務局に相談することを推奨する。

検査可能な7遺伝子のうち，*DGKE*以外の6遺伝子は常染色体顕性遺伝（優性遺伝）であるが，浸透率は45歳までに約50％とされており[7]，発症者の両親は未発症であることが少なくない。*DGKE*は常染色体潜性遺伝（劣性遺伝）と考えら

れており，通常その両親は保因者である[8]。また，稀ではあるが，病的バリアントが新生バリアント（*de novo*）である症例や，複数の病的バリアントを有する症例も報告されている。発症者に病的バリアントが検出された場合，他の血縁者への影響を鑑み，まずは発症者の両親や子どもの遺伝学的検査が考慮されるが，本疾患が不完全浸透であることや，発症前診断となることから，受検に際しては臨床遺伝専門医に相談することが望ましい。受検者が未発症であれば，かずさDNA研究所での上記遺伝学的検査は保険適用外である。

　遺伝学的検査は，不変性，予測性，共有性といった特徴を有することから，その施行に際しては発症者のみならず血縁者への影響も考慮する必要があり，受検者が必要に応じて遺伝学的検査の前後で遺伝カウンセリングが受けられるよう配慮する必要がある。

【参考文献・資料】

1）Campistol JM, Arias M, Ariceta G, et al. An update for atypical haemolytic uraemic syndrome: diagnosis and treatment. A consensus document. Nefrologia 2015；35：421-47.

2）Bu F, Zhang Y, Wang K, et al. Genetic Analysis of 400 Patients Refines Understanding and Implicates a New Gene in Atypical Hemolytic Uremic Syndrome. J Am Soc Nephrol 2018；29：2809-19.

3）Challis RC, Ring T, Xu Y, et al. Thrombotic Microangiopathy in Inverted Formin 2-Mediated Renal Disease. J Am Soc Nephrol 2017；28：1084-91.

4）Venables JP, Strain L, Routledge D, et al. Atypical haemolytic uraemic syndrome associated with a hybrid complement gene. PLoS Med 2006；3：e431.

5）Zipfel PF, Edey M, Heinen S, et al. Deletion of complement factor H-related genes CFHR1 and CFHR3 is associated with atypical hemolytic uremic syndrome. PLoS Genet 2007；3：e41.

6）かずさDNA研究所. 検査案内書（非典型溶血性尿毒症症候群遺伝子検査）Ver1. https://www.kazusa.or.jp/genetest/documents/tests/insured/K010-79_v1.pdf 2023.4.20アクセス

7）Loirat C, Frémeaux-Bacchi V. Atypical hemolytic uremic syndrome. Orphanet J Rare Dis 2011；6：60.

8）Noris M, Bresin E, Mele C, et al. Genetic Atypical Hemolytic-Uremic Syndrome. GeneReviews®［Internet］2007 Nov 16［updated 2021 Sep 23］

6. 各種検査
b. 抗H因子抗体

補体第二経路の主要な制御因子のひとつであるH因子は，分子量約150,000の糖蛋白質で，short consensus repeat（SCR）と呼ばれる20個のアミノ酸繰り返し構造を有する。N末端側のSCR1-4でC3bと結合し不活性化を担い，C末端側のSCR19, 20で内皮細胞に結合する。すなわち，自己の内皮細胞に結合しようとするC3bを不活性化することで，細胞保護作用に重要な役割を果たしている。

H因子に結合する自己抗体によってaHUSが発症することは，Dragon-Dureyら[1]によって2005年に報告された。この自己抗体はおもにH因子のC末端側を認識することが知られ，H因子と内皮細胞との結合を競合的に阻害しaHUSを惹起する。抗H因子抗体によるaHUSは全年齢でみられるが，5～13歳の小児期に比較的多く，3.9～11.0%を占めるとされる[2, 3]。

H因子関連蛋白1-5（complement factor H related protein 1-5：CFHR1-5）の遺伝子異常に関連したaHUSは，DEAP-HUS（deficiency of CFHR plasma proteins and auto antibody positive form of hemo-lytic uremic syndrome）と呼ばれる[4]。とりわけCFHR3-CFHR1の異常と関連することが多い。

抗H因子抗体の測定は，市販キットまたは研究室での自家製キットにてELISA法で実施される。欧州の主要な研究室が合同で測定系の標準化に取り組み，Dragon-Dureyらから供与された検体が陽性標準として確立された[5]。十分な人数の健常ボランティアから得られた血清を陰性標準とした場合，抗H因子抗体のカットオフ値は100～150 AU/mLであるが，aHUS急性期症例の抗体価は1,000～50,000 AU/mLの高値となることが多い[6]。また，aHUSの経過観察中に抗体価の低下を確認して治療薬の中止・減量を試みる場合がある[6, 7]。しかし，国内で流通している市販キット（Abnova社）とは測定値が一致しないことが指摘されており[5, 8]，結果の解釈には注意を要する。

従来，aHUSの原因となる抗H因子抗体はIgGクラスに属すると考えられてきたが，2021年にCugnoら[9]がIgM型の自己抗体によるaHUSを報告した。IgM型の自己抗体は造血幹細胞移植に関連して多くみられることが指摘されたが，自己抗体が出現するメカニズムは未解明な点もあり今後の研究が待たれる。

【参考文献・資料】

1) Dragon-Durey MA, Loirat C, Cloarec S, et al. Anti-Factor H Autoantibodies Associated with Atypical

Hemolytic Uremic Syndrome. J Am Soc Nephrol 2005；16：555-63．

2）Noris M, Caprioli J, Bresin E, et al. Relative Role of Genetic Complement Abnormalities in Sporadic and Familial aHUS and Their Impact on Clinical Phenotype. Clin J Am Soc Nephrol 2010；5：1844-59.

3）Fremeaux-Bacchi V, Fakhouri F, Garnier A, et al. Genetics and Outcome of Atypical Hemolytic Uremic Syndrome: A Nationwide French Series Comparing Children and Adults. Clin J Am Soc Nephrol 2013；8：554-62．

4）Skerka C, Chen Q, Fremeaux-Bacchi V, et al. Complement factor H related proteins（CFHRs）. Mol Immunol 2013；56：170-80.

5）Watson R, Lindner S, Bordereau P, et al. Standardisation of the factor H autoantibody assay. Immunobiology 2014；219：9-16.

6）Loirat C, Fakhouri F, Ariceta G, et al. An international consensus approach to the management of atypical hemolytic uremic syndrome in children. Pediatr. Nephrol 2016；31：15-39.

7）FakhouriF, Fila M, Provôt F, et al. Pathogenic Variants in Complement Genes and Risk of Atypical Hemolytic Uremic Syndrome Relapse after Eculizumab Discontinuation. Clin J Am Soc Nephrol 2017；12：50-9.

8）大谷克城，井上徳光，日高義彦，他．日本補体学会における，補体検査系10項目の構築とそれらの基準値策定．補体 2019；56：13-22.

9）Cugno M, Berra S, Depetri F, et al. IgM Autoantibodies to Complement Factor H in Atypical Hemolytic Uremic Syndrome. J Am Soc Nephrol 2021；32：1227-35.

6．各種検査
c．補助診断

aHUS診断における血中の補体関連蛋白の測定の意義は限定的である。補体検査は，①C3，C4といった補体因子，②H因子，I因子といった補体制御因子，③sC5b-9，C5aといった補体活性化物，④抗H因子抗体，抗C1インヒビター抗体といった自己抗体，⑤CH50や後述するヒツジ赤血球溶血試験といった機能解析に分けられる[1]。C3低値かつC4正常値は補体第二経路の活性化が示唆されるものの，aHUS症例におけるC3低下例は約50％程度であり，C3が正常値であってもaHUSを否定することはできない。H因子，I因子，B因子の測定，白血球上のCD46（MCP）の発現量解析がaHUSの診断に役立つという報告もあるが，現時点で一定の見解はない[2]。血漿C5aやsC5b-9の上昇がみられる症例も半数前後にとどまっている[3]。

aHUSの早期診断に寄与する補体機能検査の試みもなされている。ヒツジ赤血球溶血試験は奈良県立医科大学で開発された補体機能検査である。患者由来のクエン酸血漿を用いて未感作のヒツジ赤血球細胞膜上の補体活性化を溶血反応として評価する。健常人クエン酸血漿にH因子の機能阻害抗体を加え，未感作のヒツジ赤血球を混和し強制的に溶血を起こしたものを陽性コントロールとする。aHUSを引き起こす病的遺伝子バリアントのなかで頻度が高く，重症化しやすいといわれる*CFH*の病的バリアント保有例および抗H因子抗体陽性例といったH因子の機能異常を伴う症例において高頻度で陽性となることが報告されている[4, 5]。一方，それ以外の補体関連遺伝子の病的バリアント症例や病的バリアント未検出の症例では，陽性率は高くない。血漿療法後の検体では，補体制御因子が補充または異常な補体因子が除去もしくは抗H因子抗体といった自己抗体が除去されるため，aHUS症例の検体でも陰性となる。抗C5抗体薬治療後の検体でも，検査系で補体終末経路が阻害されるため，同じく陰性となる。保険適用のない検査であるが，「非典型溶血性尿毒症症候群（aHUS）の全国調査研究」の事務局（名古屋大学腎臓内科：ahus-office@med.nagoya-u.ac.jp）でヒツジ赤血球溶血試験と抗H因子抗体測定検査を受け付けている。

原因が定かでない臨床的TMA症例に遭遇した場合は，ヒツジ赤血球溶血試験などaHUSの鑑別診断に必要な検査をあとからでも提出できるように，治療前（血漿療法，抗C5抗体薬治療）のクエン酸血漿，EDTA血漿，血清を各々3 mL

程度保存(遠心分離後，速やかに摂氏−80度に冷凍)しておくことが大切である。採血後に試験管内でも補体反応は進行してしまうため，検体の保管温度管理には特に注意を払うべきである。

【参考文献・資料】
1）大谷克城，井上徳光，日高義彦，他. 日本補体学会における，補体検査系10項目の構築とそれらの基準値策定. 補体 2019；56：13-22.
2）Loirat C, Fremeaux Frémeaux-Bacchi V. Atypical hemolytic uremic syndrome. Orphanet J Rare Dis 2011；6：60.
3）Noris M, Galbusera M, Gastoldi S, et al. Dynamics of complement activation in aHUS and how to monitor eculizumab therapy. Blood 2014；124：1715-26
4）Yoshida Y, Miyata T, Matsumoto M, et al. A novel quantitative hemolytic assay coupled with restriction fragment length polymorphisms analysis enabled early diagnosis of atypical hemolytic uremic syndrome and identified unique predisposing mutations in Japan. PLoS One 2015；10：e0124655.
5）Macia M, de Alvaro Moreno F, Dutt T, et al. Current evidence on the discontinuation of eculizumab in patients with atypical haemolytic uraemic syndrome. Clin Kidney J 2017；10：310-9.

有病率，予後

欧州のデータによると，成人における発症頻度は毎年100万例に2〜3例，小児では100万例に7例程度とされる[1]。

本邦の疫学データとしては1998〜2016年の間に118例がaHUSと診断されている[2]。発症時年齢は生後3か月から84歳（中央値は6歳）で，18歳未満の割合は約65%であった。予後は他国より比較的良好で，総死亡率は5.4%，腎死亡率は約15%であった。また，遺伝子解析結果から補体関連遺伝子に27の病的バリアントが発見されている。特にC3の病的バリアント例の割合が高く（約31%），欧米に多いCFHの病的バリアント例

【表3-1】 本邦と海外における疫学と病的バリアントの頻度

	日本	Global registry	イタリア	フランス	アメリカ	韓国
aHUS 症例数	118	851	273	214	144	117
性別 (男性比)	64%	45.0%	51.0%	41.6%	-	48.7%
家族歴	25%	15.6%	29%	14%	-	-
補体関連遺伝子病的バリアント特定率	46.2%※	104/267 (39.0%)	48.0%	60.2%	45.8%	35.0%
遺伝子別症例数						
CFH	10 (9.6%)	100/482(20.7%)	65 (23.8%)	59 (27.6%)	39 (27.1%)	20 (17.1%)
CFI	0 (0.0%)	26/406 (6.4%)	10 (3.7%)	18 (8.4%)	12 (8.3%)	2 (1.7%)
MCP	5 (4.8%)	37/395 (9.4%)	18 (6.6%)	20 (9.3%)	7 (4.9%)	9 (7.7%)
C3	32 (30.8%)	21/331 (6.3%)	12 (4.4%)	18 (8.4%)	3 (2.1%)	4 (3.4%)
C3 I1157T	24 (23.1%)	-	-	-	-	-
CFB	0 (0.0%)	4/275 (1.5%)	1 (0.3%)	4 (1.9%)	6 (4.2%)	4 (3.4%)
THBD	0 (0.0%)	-	13 (4.8%)	0	4 (2.8%)	8 (6.8%)
DGKE	1 (1.0%)	-	-	-	-	1 (0.9%)
抗 H 因子抗体陽性	20 (19.2%)	86/402 (21.4%)	8 (2.9%)	14 (6.5%)	-	15 (12.8%)

Japan：Clin Exp Nephrol 2018；22：1088–99.
Global registry：Kidney Int 2018；94：408-18.
Italy：Clin J Am Soc Nephrol 2010；5：1844-59.
France：Clin J Am Soc Nephrol 2013；8：554-62.
USA：Hum Mutat 2010；31：E1445-60.
Korea：Thromb Res 2020；194：45-53.
Pediatr Int 2015；57：431-8.

※割合算出時には，遺伝学的検査を実施した104例を分母とした。

【表3-2】 病的遺伝子バリアントごとの特徴

異常因子		変異の影響	血漿療法に対する反応性	長期予後	腎移植後再発率
補体制御因子	CFH	・細胞表面 C3b やグリコサミノグリカンへの H 因子結合障害 ・co-factor 機能異常	寛解率：60%	死亡または ESRD：70〜80%※	80〜90%
	CFH/CFHR hybrid	・細胞表面 C3b やグリコサミノグリカンへの H 因子結合障害 ・H因子との競合的相互作用	−	ESRD：30〜40%※	20%
	CFI	・co-factor 機能異常 ・タンパク質分解活性の低下	寛解率：30〜40%	死亡または ESRD：60〜70%	70〜80%
	MCP	・MCP の発現減少 ・C3b の結合や co-factor 活性の阻害	一般的に軽症	死亡または ESRD：20%以下	15〜20%
	抗H因子抗体	・H 因子機能障害	寛解率：70%	ESRD：30〜40%	20%
補体活性化因子	C3	・I 因子を介するC3b不活化を抑制 ・C3 convertase 活性化	寛解率：40〜50%	死亡または ESRD：60%※	40〜50%
	CFB	・H 因子によるC3転換酵素崩壊に対する耐性 ・C3 convertase 活性化	寛解率：30%	死亡または ESRD：70%	再発報告有り
凝固関連因子	THBD	・co-factor 活性の阻害 ・TAFI の活性化減弱	寛解率：60%	死亡または ESRD：60%	再発報告有り
	DGKE	・血栓形成因子と血小板活性化の増強	不明	20 歳までに ESRD	再発率低い
	PLG*	・線溶活性減弱	不明	不明	不明
その他	INF2*	・不明	不明	不明	不明
	VTN*	・VTN が有する補体活性化，凝固・線溶，細胞接着などの機能障害	不明	不明	不明

PLG：Plasminogen, INF2：inverted formin 2, TAFI：thrombin-activatable fibrinolysis inhibitor, VTN：vitronectin
※本邦での CFH・C3 の病的バリアント保有例の予後は記載よりも良好である。
*補体介在性 TMA の原因と確定はしていない。

Yoshida Y, Kato H, Ikeda Y, et al. Pathogenesis of atypical hemolytic uremic syndrome. J Atheroscler Thromb 2019；26：99-110,
Noris M, Remuzzi G. Atypical hemolytic-uremic syndrome. N Engl J Med 2009；361：1676-87 を参考に作成

の割合は低かった（約10%）。C3バリアント例および抗H因子抗体陽性例の予後が他国に比べて良好であることも本邦の症例において特徴的な傾向といえる。これらの傾向は，同じアジア圏に属する韓国のデータとも異なっている（表3-1）。

各遺伝子変異群の予後や特徴を諸外国のデータも含めて表3-2に示す。

【参考文献・資料】

1) Constantinescu AR, Bitzan M, Weiss LS, et al. Non-enteropathic hemolytic uremic syndrome: causes and short-term course. Am J Kidney Dis 2004；43：976-82.

2) Fujisawa M, Kato H, Yoshida Y, et al. Clinical characteristics and genetic backgrounds of Japanese patients with atypical hemolytic uremic syndrome. Clin Exp Nephrol 2018；22：1088-99.

原因別解説，遺伝子，その他

　aHUSは，補体第二経路の異常な活性化による血管内細胞傷害の結果引き起こされるTMAを主病態とする。通常，補体第二経路の活性化は，補体制御因子によって緻密にコントロールされている。aHUSにおけるTMAの発症には，補体関連遺伝子の病的バリアントの存在という先天的な要因，抗H因子抗体など自己抗体の出現という後天的な要因，さらに妊娠・分娩や感染症という発症の引き金（トリガー）となる因子の組み合わせの結果が関与していると考えられている[1]。補体関連遺伝子の病的バリアントの種類によってaHUSの予後が異なるともいわれ（第3章参照），各病的バリアントによる発症機序，臨床経過の特徴を中心に解説する。

1. H因子（CFH）の異常

　家族性HUSの原因遺伝子として最初に報告された因子である。H因子は補体第二経路の制御因子として働き，欧米ではaHUSの原因遺伝子としてもっとも割合が高い（20～30%）[2]。一方，1998～2016年における本邦のレジストリーデータでの割合は10%程度とされる。同じく本邦におけるエクリズマブの市販後調査においては，小児で約12%，成人で約39%に*CFH*のバリアントをもつ症例が組み入れられている[3～5]。

H因子はC3bと結合しI因子によるC3bの不活化を促し，さらにはC3転換酵素（C3bBb）の解離促進などの役割を担う。*CFH*は多数の病的バリアントが報告されているが，多くのバリアントはC3bや血管内皮に結合する領域であるC末端の病的バリアントである。その形態としては，C末端のミスセンスバリアントがもっとも多いが，その他にも近傍の*CFHR1*との融合遺伝子が形成されC末端の機能低下を起こすバリアントも認められる。いずれの遺伝子バリアントにおいても寛解後の再発率が高く，エクリズマブ中止後の観察研究において中止後2年以内に50%程度の症例に再発がみられるとされている[6, 7]。乳児から成人までの発症が知られており，腎予後・生命予後ともに不良とされる[8]。上述した本邦でのレジストリーデータでは，30.0%（3/10）が死亡または末期腎不全に至っている[3]。

2. CD46（MCP）の異常

　CD46はmembrane cofactor protein（MCP）とも呼ばれ，細胞膜上に発現する膜貫通型蛋白で，I因子のコファクターとしてC3bの分解を促進する。2003年に家族性HUSの原因遺伝子として報告され[9, 10]，aHUSの5～10%の原因とされる。aHUSにおける*CD46*の病的バリアントは，細胞

表面の*CD46*の発現量を低下させるタイプと発現量には影響を与えず C3b への結合能が低下するタイプが存在する。*CD46*の病的バリアントによる aHUS の多くは小児期に発症するが，腎生存率と予後は比較的良好であることが知られている[8]。一方でエクリズマブ中止後の再発率は，*CFH*バリアント例同様に高いことが報告されている[6]

3.　I因子(CFI)の異常

2004 年に家族性 HUS で*CFH*にバリアントのない家系から，*CFI*の病的バリアントが報告された[11, 12]。I 因子はセリンプロテアーゼであり，CD46 や H 因子が I 因子の補助因子として働き，C3b と C4b を不活化する。aHUS の原因遺伝子として 4 〜 8 ％に報告がある[2]。本邦においても確認された症例があるが，海外より頻度は低いものと推測される。

4.　C3の異常

aHUS 症例において*C3*のヘテロ接合型の病的バリアントが 2008 年に報告された[13]。欧米における aHUS に占める*C3*の病的バリアントの割合は 10 ％弱であるが，本邦では*C3*病的バリアントの頻度が高い傾向にある[14]。*C3*の病的バリアントにより，C3b の H 因子や CD46 への結合能が低下し C3b の分解が減少することで補体の過剰な活性化が誘発される[15]。*CD46*同様，ほかのバリアントと比較し若年発症が多いとされる[8]。多彩な病的バリアントが報告されているが，日本人では関西地方，特に三重県を中心に*C3* p.I1157T バリアントが多いことが報告されている。このバリアントは寛解後の再発率が高いものの，ほかの*C3*の病的バリアントと比較して，

血漿療法，抗 C5 抗体薬治療を行わず保存療法のみで寛解する症例も多く報告されており，比較的予後は良好と考えられている[3]。本邦における*C3* p.I1157T バリアントを有する 19 例をまとめた報告においては，うち 15 例が小児期発症で，多くは感染症が TMA 発症のトリガーとなっていた。死亡例の報告はなく，2 例で維持透析を要していたが，うち 1 例は小児期発症で 7 回の再発を繰り返した例，もう 1 例は腎癌による腎摘出術後に aHUS を発症し，維持透析となった高齢者の症例であった[16]。

5.　B因子(CFB)の異常

B 因子は C3 転換酵素(C3bBb)の形成を促進する。*CFB*の病的バリアントによる aHUS は 2007 年に報告された[17]。このバリアントは機能獲得型のバリアントで，C3 転換酵素の安定化をもたらすことで，H 因子や I 因子による不活化反応を阻害する。ゆえに B 因子の機能異常を有する症例は，持続的に補体第二経路が活性化され，C3 の血中レベルが低下する。aHUS の 0 〜 4 ％程度と aHUS の原因としては稀である。

6.　抗H因子抗体によるaHUS

aHUS 症例で H 因子に対する自己抗体の存在が 2005 年に報告され，約 10 ％にみられるとされる[18](第 2 章 6b 参照)。5 〜 13 歳での小児期発症が多い。この抗体は H 因子の C 末端を認識し，H 因子の細胞膜表面への結合を阻害することで，細胞保護作用を阻害する。特に*CFHR*遺伝子欠損により抗 H 因子抗体が出現した aHUS は，DEAP-HUS(deficiency of CFHR plasma proteins and autoantibody positive form of hemolytic uremic syndrome)と呼ばれる。しかし，この領域の欠損

は健常人でも認められるバリアントであり，どのような機序で抗体が出現するかは十分に解明されていない。抗H因子抗体陽性aHUS症例では初発や再発時に抗体価が上昇しており，*CFHR1*欠損症例においてなんらかの契機により抗体産生が誘発されてaHUSを発症するものと考えられる[19]。一方，*CFHR1*欠損がない症例においても，抗H因子抗体が認められることがある。抗H因子抗体価の測定は，測定系によりに差があることが報告されており，カットオフ値も明確ではなく，これらの標準化は今後の課題である[20]。

7. Thrombomodulin(THBD)の異常

2009年に152例のaHUSのうち7例で，一般に抗凝固因子として知られる*THBD*の病的バリアントが報告されたことから，aHUS症例の5%程度にみられるとされているが，本邦における報告は稀である。380例の健常人の遺伝子と比較して，健常人にはないアミノ酸置換を伴う6種類の*THBD*のバリアントが報告され，*in vitro*でI因子を介したC3b分解活性の低下を示すことから，補体系への関与が示唆されている[21]。Georgeら[22]の分類では，凝固関連TMAに分類されている。

8. Diacylglycerol kinase ε(DGKE)の異常

2013年にLemaireら[23]により常染色体潜性遺伝を示すaHUS症例で，9家系から*DGKE*の病的バリアントが報告された。DGKEは血管内皮細胞，血小板，腎臓の足細胞に発現し，diacylglycerols(DAG)シグナルを抑制する機能をもつ。DAGはプロテインキナーゼCを介して血小板を活性化し血栓形成傾向を促進する。DGKEの病的バリアントによりDAGシグナルが活性化され，血栓傾向になると想定されている。これらの症例の特徴としては1歳以下の発症で補体系の異常を伴わないことが報告されているが，C3が軽度低下する家系の報告もある[24]。本邦においても2015年にDGKEの複合ヘテロバリアントが報告された[25]。*DGKE*の病的バリアントを伴う症例にエクリズマブを投与し，有効性が確認されている[26, 27]。Georgeら[22]の分類ではTHBD同様，凝固関連TMAに分類されている。

9. その他

PLG，*VTN*，*INF2*に関しても，aHUSを引き起こす因子として考えられているが，現時点で確立した知見，集積したデータがあるとまではいえないため，現時点では「その他のTMA」として扱う。今後の研究成果を待ちたい(第2章6a参照)。

【参考文献・資料】
1) Riedl M, Fakhouri F, Le Quintrec M, et al. Spectrum of complement-mediated thrombotic microangiopathies: pathogenetic insights identifying novel treatment approaches. Semin Thromb Hemost 2014；40：444-64.
2) Yoshida Y, Kato H, Ikeda Y, et al. Pathogenesis of Atypical Hemolytic Uremic Syndrome. J Atheroscler Thromb 2019；26：99-110.
3) Fujisawa M, Kato H, Yoshida Y, et al. Clinical characteristics and genetic backgrounds of Japanese patients with atypical hemolytic uremic syndrome. Clin Exp Nephrol 2018；22：1088-99.
4) Kato H, Miyakawa Y, Hidaka Y, et al. Safety and effectiveness of eculizumab for adult patients with atypical hemolytic-uremic syndrome in Japan: interim analysis of post-marketing surveillance. Clin Exp Nephrol 2019；23：65-75.
5) Ito S, Hataya H, Ashida A, et al. Eculizumab for paediatric patients with atypical haemolytic-uremic syndrome: full dataset analysis of post-marketing surveillance in Japan. Nephrol Dial Transplant 2023；38：414-24.

6) Acosta-Medina AA, Moyer AM, Go RS, et al. Complement gene variant effect on relapse of complement-mediated thrombotic microangiopathy after eculizumab cessation. Blood Adv 2023；7：340-50.

7) Fakhouri F, Fila M, Hummel A, et al. Eculizumab discontinuation in children and adults with atypical hemolytic-uremic syndrome: a prospective multicenter study. Blood 2021；137：2438-49.

8) Fremeaux-Bacchi V, Fakhouri F, Garnier A, et al. Genetics and outcome of atypical hemolytic uremic syndrome: a nationwide French series comparing children and adults. Clin J Am Soc Nephrol 2013；8：554-62.

9) Noris M, Brioschi S, Caprioli J, et al. Familial haemolytic uraemic syndrome and an MCP mutation. Lancet 2003；362：1542-7.

10) Richards A, Kemp EJ, Liszewski MK, et al. Mutations in human complement regulator, membrane cofactor protein（CD46）, predispose to development of familial hemolytic uremic syndrome. Proc Natl Acad Sci USA 2003；100：12966-71.

11) Kavanagh D, Kemp EJ, Mayland E, et al. Mutations in complement factor I predispose to development of atypical hemolytic uremic syndrome. J Am Soc Nephrol 2005；16：2150-5.

12) Fremeaux-Bacchi V, Dragon-Durey M-A, Blouin J, et al. Complement factor I: a susceptibility gene for atypical haemolytic uraemic syndrome. J Med Genet 2004；41：e84.

13) Frémeaux-Bacchi V, Miller EC, Liszewski MK, et al. Mutations in complement C3 predispose to development of atypical hemolytic uremic syndrome. Blood 2008；112：4948-52.

14) Yoshida Y, Miyata T, Matsumoto M, et al. A novel quantitative hemolytic assay coupled with restriction fragment length polymorphisms analysis enabled early diagnosis of atypical hemolytic uremic syndrome and identified unique predisposing mutations in Japan. PLoS One 2015；10：e0124655.

15) Fan X, Yoshida Y, Honda S, et al. Analysis of genetic and predisposing factors in Japanese patients with atypical hemolytic uremic syndrome. Mol Immunol 2013；54：238-46.

16) Matsumoto T, Toyoda H, Amano K, et al. Clinical Manifestation of Patients With Atypical Hemolytic Uremic Syndrome With the C3 p.I1157T Variation in the Kinki Region of Japan. Clin Appl Thromb Hemost 2018；24：1301-7.

17) Goicoechea de Jorge E, Harris CL, Esparza-Gordillo J, et al. Gain-of-function mutations in complement factor B are associated with atypical hemolytic uremic syndrome. Proc Natl Acad Sci USA 2007；104：240-5.

18) Dragon-Durey M-A, Loirat C, Cloarec S, et al. Anti-Factor H autoantibodies associated with atypical hemolytic uremic syndrome. J Am Soc Nephrol 2005；16：555-63.

19) Hofer J, Janecke AR, Zimmerhackl LB, et al. Complement factor H-related protein 1 deficiency and factor H antibodies in pediatric patients with atypical hemolytic uremic syndrome. Clin J Am Soc Nephrol 2013；8：407-15.

20) Watson R, Lindner S, Bordereau P, et al. Standardisation of the factor H autoantibody assay. Immunobiology 2014；219：9-16.

21) Delvaeye M, Noris M, De Vriese A, et al. Thrombomodulin mutations in atypical hemolytic-uremic syndrome. N Engl J Med 2009；361：345-57.

22) George JN, Nester CM. Syndromes of thrombotic microangiopathy. N Engl J Med 2014；371：654-66.

23) Lemaire M, Frémeaux-Bacchi V, Schaefer F, et al. Recessive mutations in DGKE cause atypical hemolytic-uremic syndrome. Nat Genet 2013；45：531-6.

24) Westland R, Bodria M, Carrea A, et al. Phenotypic expansion of DGKE-associated diseases. J Am Soc Nephrol 2014；25：1408-14.

25) Miyata T, Uchida Y, Ohta T, et al. Atypical haemolytic uraemic syndrome in a Japanese patient with DGKE genetic mutations. Thromb Haemost 2015；114：862-3.

26) Alabdulqader M, Alfakeeh K. A patient with a homozygous diacylglycerol kinase epsilon（DGKE）gene mutation with atypical haemolytic uraemic syndrome and low C3 responded well to eculizumab: a case report. BMC Nephrol 2021；22：140.

27) Husain D, Barron B, Barron AG, et al. Atypical hemolytic uremic syndrome due to DGKE mutation and response to eculizumab: lessons for the clinical nephrologist. J Nephrol 2021；34：1331-5.

1．治療総論

1．背景

　1980年代からながらく血漿交換や血漿輸注などによる血漿療法が中心であったが，抗C5抗体薬であるエクリズマブが登場し，2011年には米国で，2013年には本邦でも適応症にaHUSが追加された。aHUSの治療は，寛解導入と維持治療に分けて考える必要がある。

　本ガイドでは，寛解導入治療についてCQとして取りあげている。寛解導入療法としては，血漿療法と抗C5抗体薬投与があげられる。血漿療法の目的は，正常補体関連蛋白の補充，異常な補体関連蛋白や抗H因子抗体の除去によって補体活性化を軽減させることである。具体的な治療法としては，抗C5抗体薬登場以前に作成された欧州のガイドラインにおいて，臨床診断後速やかに血漿交換療法を開始し，5日連続で実施したあと漸減していく方法が提唱されている[1]。血漿交換実施が難しい身体の小さい小児や血漿交換ができない医療環境においては血漿輸注が検討されることもある。通常は，血小板数，血清LDH値，ヘモグロビン値の推移をみて，改善または正常化したら頻度を漸減していく[2]。血漿療法により約70%が血液学的寛解に至るとされるが[3]，バスキュラーアクセスの管理，血漿

製剤によるアレルギー，輸血後感染が憂慮され，継続的な治療法としては限界がある。

　エクリズマブは遺伝子組換えヒト化モノクローナル抗体製剤で，補体C5に結合することにより，C5からC5aとC5bへの分解を抑制し，C5aとMAC(membrane attack complex：膜侵襲複合体)の産生を抑制する。血漿療法との優劣を比較するランダム化比較試験は存在しないが，臨床試験や市販後調査において投与後に著明な血小板数の上昇を認めることから，aHUSの寛解導入に抗C5抗体薬が有効であると考えられる（第5章2a参照）。エクリズマブは維持期においても2週間ごとの投与が必要であるが，8週間隔で投与可能な長時間作用型の抗C5モノクローナル抗体(ラブリズマブ)がエクリズマブと同等の効果を有することが確認され，本邦では2020年9月に保険適用となった。維持治療における患者QOLの改善が期待されている。なお，抗C5抗体薬の投与後に血漿交換を行うと薬剤の一部が除去されてしまうため，注意が必要である。

　抗H因子自己抗体陽性のaHUSでは，血漿療法，抗C5抗体薬に加え，免疫抑制薬・ステロイドが選択肢となりうる。血漿療法単独よりも血漿療法と免疫抑制薬・ステロイドとの併用により，

抗体価を減少させ予後が改善することが報告されている[4]。エクリズマブは，抗H因子抗体価を下げる効果はないと思われるが，臓器障害を伴うaHUSの症例には使用も考慮される。抗H因子抗体陽性例に対しては，血漿療法，抗C5抗体薬といった通常治療に加え，副腎皮質ステロイド，リツキシマブ，ミコフェノール酸モフェチルなどを用いた症例報告がなされている[3,4]。多くの報告が血漿療法や抗C5抗体薬と組み合わせて治療された症例の報告であり，これらの免疫抑制治療がどれほどTMAの改善に寄与していたかは不明である。また，比較対象を設けた研究もないため，エビデンスレベルが高いとはいえないが，抗H因子抗体の産生を抑制する治療としては理にかなったものであり，症例報告にならい血漿療法や抗C5抗体薬による急性期治療に併用，もしくは維持期では抗体価の推移を見ながら継続を検討してもよいと考えられるが，確立されたプロトコールは今のところない。

維持療法を行う場合は，血漿療法を継続することが困難であるため，抗C5抗体薬を投与する。一定期間投与を行ったあとで，その継続あるいは中止について遺伝学的検査の結果や症例ごとの臨床経過をもとにリスクとベネフィットがあることを説明し，患者と相談のうえshared decision making（SDM）に基づいて決定する（第5章2b参照）。

2．治療の実際

aHUSの診療は，特に急性期において診断と治療が並行して行われることが多いため，診療の流れをフローチャートにまとめて示す（図5-1）。二次性TMA，STEC-HUS，TTPを鑑別するための検査と並行して治療を開始する。感染症をはじめとするトリガーとなる病態が存在する場合や膠原病をはじめとする二次性TMAの原因となる疾患が存在する場合には，それらに対する治療を行う。臨床的にSTEC-HUSと二次性TMAが除外された時点で，血漿療法を開始する。さらにADAMTS13活性が10%以上あり，TTPが除外された場合は，臨床的にaHUSと診断する。aHUSの実臨床の現場では，補体関連遺伝子の病的バリアントの有無や抗H因子抗体の有無にかかわらず，aHUSの3徴（溶血性貧血，血小板減少，急性腎障害）を認めるTMAのうち，STEC-HUS，TTP，二次性TMAが否定的であれば，臨床的にaHUSと診断し抗C5抗体薬の投与を検討する。抗C5抗体薬の開始時期に関して一定の見解はないが，特に血漿療法のみで十分な効果が得られない場合や効果が得られたあとに治療を中断し，再燃徴候がみられる場合は抗C5抗体薬の投与を積極的に検討する。基礎疾患のない小児および若年症例やTMAの既往歴や家族歴がある症例では，aHUSの可能性が高く，血漿療法を経ずに抗C5抗体薬を開始することもある。抗C5抗体薬の使用量は，年齢，体重により異なるので，添付文書を確認する。腎機能低下例でも減量の必要はない。エクリズマブの臨床試験では，投与後1週間で明らかな血小板数の増加を認めることが多い[5]。本邦の市販後調査研究でも同様であり，治療効果判定の参考となる[6,7]。血漿療法の効果判定に一定の基準はないが，抗C5抗体薬と同じように1週間程度で血小板数の増加を確認する。抗C5抗体薬投与後は補体活性化が抑制され，血清補体価（CH50）

が低下する。エクリズマブ投与後は程なくCH50が検出感度以下となるが，ラブリズマブ投与後は検査系の問題でCH50が低下しきらないことがあり，注意を要する。一方，血漿療法や抗C5抗体薬の効果がまったくみられない場合は，後述するC5多型をもつ症例であるかaHUS以外の疾患を考えるべきである[4]。反対に，当初二次性TMAと診断した症例のなかでも，あとからTMAの原因がaHUSに起因するものであることが判明するケースがあり，特に妊娠，高血圧緊急症，腎移植に伴うTMAには注意が必要である。妊娠期間中には子癇前症やHELLP（hemolysis, elevated liver enzymes, low platelets）症候群といったTMAをきたす疾患が多くみられる。また，aHUSが高血圧緊急症を引き起こすことがあるためである[8]。さらに腎移植後のaHUSも多数の報告があり，注意が必要である（第2章4参照）。

抗C5抗体薬投与を行う際は，髄膜炎菌感染のリスクが高まるため，髄膜炎菌ワクチンの接種や予防的抗菌薬の投与を行う（第6章2参照）。

抗C5抗体薬の治療効果は血小板数の上昇と血清LDHの低下で判定する。投与後1〜2週間以内に血小板数の回復が認められると報告されている[5]。抗C5抗体薬が著効する症例は，既知の原因遺伝子変異が認められなくても補体系異常によるaHUSが示唆される。抗C5抗体薬の治療効果を認めない症例に漫然とした投与は避けるべきで，aHUS以外のTMAを再検討すべきである。別の可能性としては，エクリズマブやラブリズマブの作用点の多型により，抗C5抗体薬不応性を呈するC5多型（C5 p.R885H（C5 c.2654G>A）を含む）の可能性を検討する必要がある。C5多型の場合は，抗C5抗体薬の投与後CH50の値が低下しないことで疑う。抗H因子抗体陽性例に対しても抗C5抗体薬は一般に有用である。TMAの寛解が得られたあとに免疫抑制療法へ移行するプロトコールもあるが，必ずしも一定の見解がないため，免疫抑制療法はフローチャート図には含めていない[9]。

血漿療法や抗C5抗体薬による治療を行うまえに，保存検体を採取する。これはヒツジ赤血球溶血試験や抗H因子抗体検査の結果が修飾されることを避けるためである。TMAの鑑別としては，TTPの診断のためにADAMTS13活性測定（クエン酸血漿）も行っておくべきである。aHUSに関しては，治療前に凝固用採血管で採血したクエン酸血漿，EDTA-2K血漿，血清を各々3 mL程度（遠心分離後，−80℃に冷凍保存），さらにSTEC-HUSが疑われる症例はO157：H7以外の血清型のSTECによるHUSの可能性も考慮し，便を凍結保存しておくことも大切である。

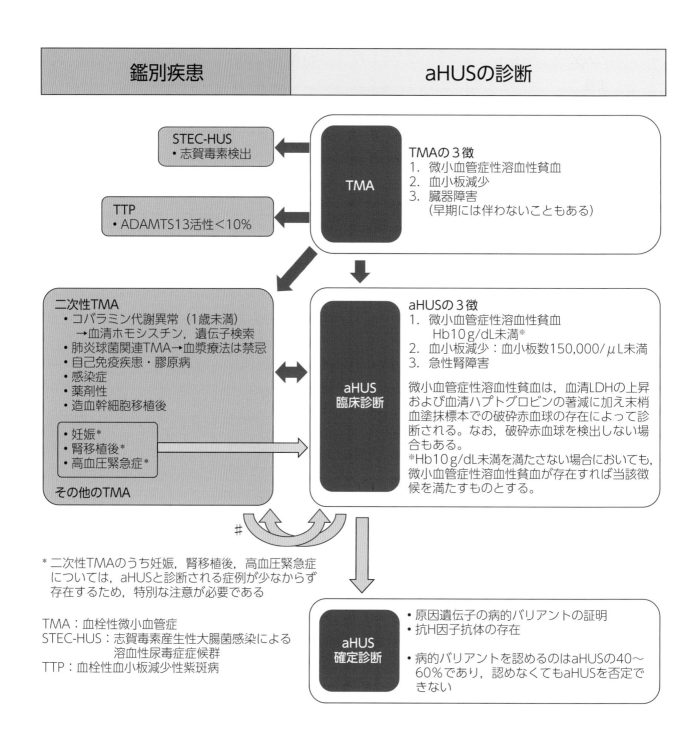

【図5-1】　診療のフローチャート

治療	検査・その他

トリガーとなる病態の治療，支持療法
二次性TMAの可能性がある場合その治療

血漿療法の開始前の検体採取・保存★1

血小板数低下，Hb低下，血清LDH上昇，
破砕赤血球出現，ハプトグロビン感度以下
臓器症状があれば，その精査

血漿療法
（血漿交換／血漿輸注）

肺炎球菌関連TMAでは血漿療法は禁忌となる

抗C5抗体薬
aHUSと臨床診断したら投与開始を検討
- 遺伝学的検査，抗H因子抗体価の結果を待つ必要はない
- 血漿療法を行わずに投与開始することも可能

抗C5抗体薬使用時の注意
- 髄膜炎菌ワクチン接種
- 髄膜炎をターゲットとした抗菌薬投与
- 発熱時には早期に抗菌薬治療を開始

便培養（病原性大腸菌同定） 便中志賀毒素検出（ELISA等/PCR） 血清O157 LPS－IgM抗体	ADAMTS13活性検査 インヒビターの測定	補体因子（C3/C4） ヒツジ赤血球溶血試験 抗H因子抗体★2	二次性TMAの除外に必要な検査

血漿療法の効果判定
- 継続の要否判断
- 抗C5抗体薬へのスイッチ

血漿療法／抗C5抗体薬の効果判定
血小板数, Hb, 血清LDH, 破砕赤血球, 血清Cr
ハプトグロビン, C3, C4, CH50

遺伝学的検査実施の検討★3
遺伝カウンセリングの検討

抗C5抗体薬の効果判定
- 血小板数，血清LDHなどの推移より，効果が認められない場合は，抗C5抗体薬の投与を中止し，二次性TMAの鑑別に戻る（♯）
- CH50値が低下していない場合はC5多型の可能性を検討。ラブリズマブ投与時にはCH50値低下が明確でないことがある

抗C5抗体薬の継続の要否を判断
- 継続・中止によるリスク，ベネフィットを説明のうえ，患者とともに決定する

注）抗H因子抗体陽性例に対しても抗C5抗体薬は有用である。免疫抑制療法の位置づけについては一定の見解がないため，フローチャート図には含めていない

★1 血漿療法の開始前の検体採取・保存（ヒツジ赤血球溶血試験，抗H因子抗体検査）必要な検体　検体採取，保管方法・クエン酸血漿・EDTA血漿・血清各3 mL程度
検体採取時期：血漿療法などの治療前が望ましい治療後であっても早い時期に保存
検体保管方法：遠心分離（3,000rpm, 15分, 4℃；もしくは施設の遠心法）後，上清を密閉型スピッツに移し，−80℃で保管

★2 名古屋大学aHUS事務局にて症例相談，検査応需
連絡先: ahus-office@med.nagoya-u.ac.jp
HP: https://www.med.nagoya-u.ac.jp/kidney/aHUS-registry/index.html

★3 検査依頼先: 公益財団法人かずさDNA研究所
https://www.kazusa.or.jp/genetest/test_insured.html

【参考文献・資料】

1）Ariceta G, Besbas N, Johnson S, et al. European Pediatric Study Group for HUS. Guideline for the investigation and initial therapy of diarrhea-negative hemolytic uremic syndrome. Pediatr Nephrol 2009；24：687-96.

2）坂井宣彦，和田隆志. 血栓性微小血管症（thrombotic microangiopathy）における血漿交換の意義. 日腎会誌2014；56：1082-9.

3）Patterson JM, Bolster L, Larratt L. Case Series of 3 Patients Diagnosed With Atypical Hemolytic Uremic Syndrome Successfully Treated With Steroids, Plasmapheresis, and Rituximab. Can J Kidney Health Dis 2018；5：2054358117747262.

4）Kise T, Fukuyama S, Uehara M. Successful Treatment of Anti-Factor H Antibody-Associated Atypical Hemolytic Uremic Syndrome. Indian J Nephrol 2020；30：35-8.

5）Licht C, Greenbaum LA, Muus P, et al. Efficacy and safety of eculizumab in atypical hemolytic uremic syndrome from 2-year extensions of phase 2 studies. Kidney Int 2015；87：1061-73.

6）Kato H, Miyakawa Y, Hidaka Y, et al. Safety and effectiveness of eculizumab for adult patients with atypical hemolytic-uremic syndrome in Japan: interim analysis of post-marketing surveillance. Clin Exp Nephrol 2019；23：65-75.

7）Ito S, Hataya H, Ashida A, et al. Eculizumab for paediatric patients with atypical haemolytic uraemic syndrome: full dataset analysis of post-marketing surveillance in Japan. Nephrol Dial Transplant 2023；38：414-24.

8）Fakhouri F, Schwotzer N, Frémeaux-Bacchi V. How I diagnose and treat atypical hemolytic uremic syndrome. Blood 2023；141：984-95.

9）Fakhouri F, Fila M, Provôt F, et al. Pathogenic Variants in Complement Genes and Risk of Atypical Hemolytic Uremic Syndrome Relapse after Eculizumab Discontinuation. Clin J Am Soc Nephrol 2017；12：50-9.

2．治療各論
a. 抗C5抗体薬

CQ．aHUSに対し抗C5抗体薬は推奨されるか

抗C5抗体薬（エクリズマブ／ラブリズマブ）は一般にaHUS患者の病態（TMA）の寛解に有効であり，使用は推奨されるが（推奨グレード：1C），aHUSは原因や病態が多岐にわたるため，実際の使用に関しては個別に判断する必要がある（推奨グレード：なし）。

要約

本ガイド作成時において，抗C5抗体薬投与（エクリズマブ／ラブリズマブ）に関する二重盲検ランダム化比較試験（RCT）は存在せず，企業主導の治験（単群介入試験）や市販後調査，前向き観察研究，後ろ向き観察研究の情報にとどまる。

抗C5抗体薬の使用の有無で益と害の比較検討を試みたが，研究が行われた時期，期間，患者のベースラインデータが異なり，潜在的なバイアスの高い比較となるため，判定は困難であった。しかし，いずれの報告においても，抗C5抗体薬投与後に著明な血小板数上昇が確認され，有効であると判断した。

aHUSは発症頻度がきわめて低く，また重篤な疾患であるため，今後も比較対照試験が行われる可能性は低いと考えられる。以上より，エビデンスレベルは低いが，現時点での判断としてaHUSにおけるTMAの寛解導入に抗C5抗体薬の投与を推奨すると結論づけた。

一方で，aHUSの予後がおもに補体関連遺伝子の病的バリアントの有無およびその種類，抗H因子抗体の有無によって異なることが報告されている。さらに，同一家系，同一症例において必ずしも経過が類似するとは限らない。以上から「aHUSは原因や病態が多岐にわたるため，実際の使用に関しては個別に判断する必要がある」と記載した。また，抗C5抗体薬投与下において髄膜炎菌感染の発症リスクが上がることから，治療方針に関しても総じて述べることは困難であり，益と害のバランスを考慮し，個別に判断する必要があると考えられる。

背景・目的

　aHUSの治療はながらく血漿療法が中心であったが，遺伝子組換えヒト化モノクローナル抗体製剤であるエクリズマブの治療効果が認められ，本邦でも2013年からaHUSに対して投与可能となった。2021年のコクランデータベースでは，抗C5抗体薬の使用が推奨されているが，その根拠とされるエビデンスレベルはきわめて低いとされる。

　「非典型溶血性尿毒症症候群（aHUS）診療ガイド 2015」作成後に本邦における市販後調査データが論文化されていること，またラブリズマブが新たに上市されたことも踏まえ，海外の知見と併せて抗C5抗体薬の益（生命予後，血小板数の改善，腎予後）と害（感染症の発症）について文献的な検討を行いaHUSのTMA寛解導入に抗C5抗体薬が推奨されるかを検討した。

　aHUSの治療に関しては，初発時の治療，再発時の治療，寛解維持（再発予防），特別な状況（妊娠や保因者の腎移植）などに分けられるが，今回は初発時および再発時の抗C5抗体薬治療の評価を行い，本項においては寛解維持のための継続あるいは中止に関して議論しない（第5章2b 参照）。

　また，希少疾患でありかつ集学的治療を要する重篤な疾患ゆえ，複数の治療法を比較するランダム化比較試験が存在せず，文献はメタアナリシスではなく，質的分析を行った。本CQに対しては，単群介入試験，市販後調査，観察研究の結果をもとにaHUSにおいてTMAの寛解に抗C5抗体薬が有効であるかにフォーカスして記載する。

推奨決定の経過

　抗C5抗体薬は有効であるかという重要臨床課題に対して本CQを作成し，アウトカムの益と害に関してデルファイ法で採点を行い，点数の高かった4項目（生命予後，血小板数の改善，腎予後，感染症の発症）について評価を行った。

　小児は成人と比較して鑑別を要する二次性TMAが少ないこと，血漿交換に伴うカテーテル挿入がときに困難であるという特徴があり，推奨度を小児・成人を分けて委員の間でGrade Grid法で投票を行い決定に至った。（小児；強く推奨：90.9%，弱く推奨：9.1%，エビデンスレベルB（中）：18.2%，エビデンスレベルC（弱）：81.8%，成人；強く推奨：63.6%，弱く推奨：36.4%，エビデンスレベルB（中）：9.1%，エビデンスレベルC（弱）：90.9%）

　本CQに対して，検索式を用いて抽出した文献9報[1〜9]，また2022年以降で重要と考えられ，ハンドサーチによって抽出した1報の文献[10]の内訳は，エクリズマブの単群介入試験[1〜4]，ラブリズマブの単群介入試験[5, 6]，市販後調査研究[7, 8, 10]，後ろ向き観察研究[9]となる。希少疾患かつ治療開始を待てない病態であるため，比較対照群を設けた介入研究は存在せず，企業主導の治験やデータベースを利用した報告が大半を占める。

　2012年に開始された，世界におけるaHUSのレジストリー（Global aHUS Registry）からのデータは，抗C5抗体薬使用群に関してはアウトカムに要した期間やアウトカムの割合が不明で

あること，抗C5抗体薬非使用群に関しては症例の選択バイアスが考えられることから，本CQにおいては採用していない[11〜14]。

　今回，従来の治療法である血漿療法（血漿交換／血漿輸注）の研究をヒストリカルコントロールとして用いることを検討したが，研究が行われた年代が大きく異なること，研究デザインが異なることから，バイアスが非常に大きいと言わざるをえず，単純な比較は困難であるという結論に至った。このような背景のもと，推奨の信頼性が限定的となるが，今後ランダム化比較試験が行われる可能性も低く，現時点でのエビデンスをまとめて臨床現場への提言として推奨文を作成した。

解説

理論的根拠
抗C5抗体薬治療による益（生命予後，血小板数の改善，腎予後）

　エクリズマブを用いた単群介入試験4報においては，投与26週時点で血小板数の正常化が小児95.5％，成人82.4〜97.5％，腎代替療法の継続が小児9.1％，成人5.9〜9.8％であった。小児，成人ともに死亡例の報告は認めなかった[1〜4]。ラブリズマブを用いた単群介入試験2報においては，投与26週時点で血小板数の正常化が小児94.4％，成人83.9％，腎代替療法の継続が小児5.6％，成人21.4％であった。小児で死亡例は報告されていないが，成人では4例（6.8％）の死亡例が報告されている。いずれも治療に関係しない死亡原因と考えられている[5,6]。

　一方，本邦におけるエクリズマブの市販後調査報告データを投与開始180日時点で評価したところ，血小板数の正常化が小児92.2％，成人71.0％，腎代替療法の継続が小児12.5％，成人30.4％であった。死亡率は小児10.8％，成人11.9％であった。市販後調査には，エクリズマブを使用した全症例が組み込まれている。つまり，厳格な組入基準はなく，エクリズマブの使用法（投与量，投与期間）も標準化されていないため，介入試験との単純な比較は困難である[7,8,10]。

　エクリズマブ登場以前，血漿療法が主体であった時代の報告としてNorisら[9]の観察研究が代表的なものとしてあげられる。この研究においては，70％が血漿療法に反応したとされているが，血漿療法を行っていない群の寛解率は示されていない。血漿療法を行った180例の264エピソードについて報告されているが，今回の評価項目である血小板数の正常化に関するデータは記載されていない。末期腎不全に関しては27.3％（72/264），死亡に関しては5.5％（10/180）と報告されている。抗C5抗体薬の介入試験，市販後調査については，26週あるいは180日でアウトカムを評価したが，この研究では評価時期が一定ではないことに注意が必要である。また，介入試験と観察研究の結果を同列で評価することは不可能であり，さらに研究が行われた時代が異なることから，単純な比較はできないことに注意したい。血漿療法が主体で治療が行われていた時代は，aHUSの疾患としての分類が不十分で，TTPやSTEC-HUSと正確に区別されていない報告も多く，診断の質の担保された報告はNorisらの報告以外に選定できなかった。そのため，幅広く血漿療法群の報告を集めることが

できなかったことから，本比較をもって抗C5抗体薬治療と血漿療法の優劣をつけることはできないと判断した。

抗C5抗体薬治療による害（感染症の発症）

抗C5抗体薬は補体終末経路を阻害することから，莢膜形成菌による感染症の発症リスクが増大する（第6章参照）。なかでも髄膜炎菌は，その侵襲性の高さから死亡例の報告もあり特に注意を要する。報告によると，エクリズマブ投与中には1,000 ～ 2,000倍髄膜炎菌の感染事象が増加するといわれており，これは髄膜炎ワクチン接種を行っても完全に予防できるものではないとされる[15]。

成人のエクリズマブの単群介入試験1報において，41例中2例（4.9%）に髄膜炎菌感染が認められている。1例は髄膜炎を引き起こし回復したものの，エクリズマブは恒久的に中止となった。もう1例は髄膜炎菌による敗血症を発症し，治療により軽快したためエクリズマブは継続投与となっている。いずれの症例も血清型A，C，W，Yに対するワクチンを接種していた[1]。取りあげたほかの単群介入試験では，髄膜炎感染の報告はなかった[2～6]。本邦における小児の市販後調査では40例中1例（2.5%）に髄膜炎菌による菌血症が報告されている。抗菌薬治療により回復しているが，ワクチン接種などに関する情報は得られていない[15]。

症例ごとに考慮すべき要素

TMAが確認された場合は，STEC-HUS，TTP，二次性TMAが否定できたときにaHUSが臨床診断される。特にTTPとの鑑別のなかで，腎不全の程度が軽いこと，血小板数の減少の程度が強

いことなど，発症早期に判明するTTPをより強く疑うデータの傾向があるものの，ADAMTS13活性の結果が確認されるまでは両者に有効と考えられる血漿療法で治療反応性をみることが多い。二次性TMAに関しては，そのすべてを否定することは，ときに困難である。

小児では，TMAにおける二次性TMAの占める割合が低いこと，血漿交換に必要なブラッドアクセス（カテーテル留置）を得ることが困難である場合があることから，比較的早期に血漿療法から抗C5抗体薬へと移行する，あるいは当初から抗C5抗体薬を選択することがある。本邦における市販後調査研究でも，TMAの発症からエクリズマブ投与までの期間の中央値は，小児の15.2日に対して成人では22.5日と小児では1週間程度短かった[8, 15]。

成人は小児と比較して二次性TMAの占める割合が高く，しばしばaHUSの診断が困難である[7, 8]。二次性TMAの背景疾患としては，悪性腫瘍，自己免疫疾患，薬剤性などがあげられる。一方で，腎移植後，妊娠分娩後のTMAは遺伝的背景を有するaHUSであることが少なくない。若年者で背景疾患がない場合，STEC-HUS，TTPを除外できれば，aHUSと臨床診断される。

まとめ

aHUSは希少疾患であり，かつ治療を行わないと致死的となる疾患であることから，抗C5抗体薬に関する比較対照試験は見つけることができなかった。過去の血漿療法が主流であった時代の報告との比較を試みたが，研究デザイン，評価法，観察期間も異なるため，比較は適切で

【表5-1】 aHUSに対する抗C5抗体薬および血漿交換の効果

	研究デザイン	論文	対象	治療内容	エンドポイント	血小板正常化	末期腎不全	髄膜炎菌感染	死亡
介入研究	第Ⅱ相臨床試験	N Engl J Med 2013；368：2169-81.	成人	エクリズマブ	26 weeks	82.4%	5.9%(1/17)	0	0
		Am J Kidney Dis 2016；68：84-93.	成人	エクリズマブ	26 weeks	97.6%	9.8%(4/41)	4.9%(2/41)	0
		Kidney Int 2016；89：701-11.	小児	エクリズマブ	26 weeks	95.5%	9.1%(2/22)	0	0
	第Ⅲ相臨床試験	Kidney Int 2020；97：1287-96.	成人	ラブリズマブ	26 weeks	83.9%	21.4%(12/56)	0	6.9%(4/58)
		Kidney Int 2021；100：225-37.	小児	ラブリズマブ	26 weeks	94.4%	5.6%(1/18)	0	0
観察研究	市販後調査研究	Clin Exp Nephrol 2019；23：112-21. Nephrol Dial Transplant 2023；38：414-24.	小児(本邦)	エクリズマブ	180 days#	92.2%	12.5%(5/40)	2.5%(1/40)	11.1%(3/27)
		Clin Exp Nephrol 2019；23：65-75.	成人(本邦)	エクリズマブ	180 days#	71.0%	30.4%(24/79)	0	12.1%(4/33)
	レジストリデータ研究(エクリズマブ登場前)	Clin J Am Soc Nephrol 2010；5：1844-59	小児・成人区別なし	血漿交換	3 years*	N/A	27.3%(72/264)	N/A	5.5%(10/180)

#論文中に180日時点のデータの記載はないが，著者に確認し得られたデータとなる。
*3年間を最大とする観察研究で厳密にはエンドポイントの判定時期は統一されていない。N/A：Not Applicable

ないと判断した。ただし，抗C5抗体薬治療後，速やかに血小板数が上昇することは，多くの報告で一貫して認められている[1〜8,10]。害については，ときに致死的となる髄膜炎菌感染のリスクは増大する。一方，抗C5抗体薬を用いず血漿療法を行う場合は，輸血後感染リスク，カテーテル挿入や留置に関連する合併症リスクといった害が考えられる。以上を総合的に考慮したうえで，作成委員の間で議論がなされ，最終的にGrade Grid法で投票を行い，エビデンスレベルは低いが，aHUSによるTMAの寛解導入に対し抗C5抗体薬の使用を強く推奨するという結論が得られた。

文献的検索

PubMedで，2022年1月までの期間において下記検索式で検索し得た109報に対し，タイトル，アブストラクトによる一次スクリーニングおよびフルテキストによる二次スクリーニングを行い，本CQに関連する9報を抽出した。さらにハンドサーチで検索し，二次資料を選定し参考にした。

　本CQで取りあげた文献の比較を表5-1に示す。また構造化抄録を巻末に掲載する。

検索式（2022/1/28）

("atypical hemolytic uremic syndrome"[MH] OR "atypical hemolytic uremic syndrome"[tiab] OR "aHUS"[tiab] OR "atypical HUS"[tiab]) AND("Clinical Conference" [pt] OR "Clinical Study" [pt] OR "Meta-Analysis" [pt] OR "Comparative Study" [pt] OR "Evaluation Study" [pt] OR "Twin Study" [pt] OR "Systematic Review" [pt] OR "Multicenter Study" [pt] OR "Validation Study" [pt] OR "Consensus Development Conference" [pt] OR " Scientific Integrity Review" [pt] OR Congress [pt] OR Guideline [pt]）

【参考文献・資料】

1）Fakhouri F, Hourmant M, Campistol JM, et al. Terminal Complement Inhibitor Eculizumab in Adult Patients With Atypical Hemolytic Uremic Syndrome: A Single-Arm, Open-Label Trial. Am J Kidney Dis 2016；68：84-93.

2）Greenbaum LA, Fila M, Ardissino G, et al. Eculizumab is a safe and effective treatment in pediatric patients with atypical hemolytic uremic syndrome. Kidney Int 2016；89：701-11.

3）Legendre CM, Licht C, Muus P, et al. Terminal complement inhibitor eculizumab in atypical hemolytic-uremic syndrome. N Engl J Med 2013；368：2169-81.

4）Licht C, Greenbaum LA, Muus P, et al. Efficacy and safety of eculizumab in atypical hemolytic uremic syndrome from 2-year extensions of phase 2 studies. Kidney Int 2015；87：1061-73.

5）Rondeau E, Scully M, Ariceta G, et al. The long-acting C5 inhibitor, Ravulizumab, is effective and safe in adult patients with atypical hemolytic uremic syndrome naïve to complement inhibitor treatment. Kidney Int 2020；97：1287-96.

6）Ariceta G, Dixon BP, Kim SH, et al. The long-acting C5 inhibitor, ravulizumab, is effective and safe in pediatric patients with atypical hemolytic uremic syndrome naïve to complement inhibitor treatment. Kidney Int 2021；100：225-37.

7）Ito S, Hidaka Y, Inoue N, et al. Safety and effectiveness of eculizumab for pediatric patients with atypical hemolytic-uremic syndrome in Japan: interim analysis of post-marketing surveillance. Clin Exp Nephrol 2019；23：112-21.

8）Kato H, Miyakawa Y, Hidaka Y, et al. Safety and effectiveness of eculizumab for adult patients with atypical hemolytic-uremic syndrome in Japan: interim analysis of post-marketing surveillance. Clin Exp Nephrol 2019；23：65-75.

9）Noris M, Caprioli J, Bresin E, et al. Relative role of genetic complement abnormalities in sporadic and familial aHUS and their impact on clinical phenotype. Clin J Am Soc Nephrol 2010；5：1844-59.

10）Ito S, Hataya H, Ashida A, et al. Eculizumab for paediatric patients with atypical haemolytic uremic syndrome: full dataset analysis of post-marketing surveillance in Japan. Nephrol Dial Transplant 2023；38：414-24.

11）Licht C, Ardissino G, Ariceta G, et al. The global aHUS registry: methodology and initial patient characteristics. BMC Nephrol 2015；16：207.

12）Rondeau E, Cataland SR, Al-Dakkak I, et al. Eculizumab Safety: Five-Year Experience From the Global Atypical Hemolytic Uremic Syndrome Registry. Kidney Int Rep 2019；4：1568-76.

13）Schaefer F, Ardissino G, Ariceta G, et al. Clinical and genetic predictors of atypical hemolytic uremic syndrome phenotype and outcome. Kidney Int 2018；94：408-18.

14）Fakhouri F, Scully M, Ardissino G, et al. Pregnancy-triggered atypical hemolytic uremic syndrome（aHUS）: a Global aHUS Registry analysis. J Nephrol 2021；34：1581-90.

15）McNamara LA, Topaz N, Wang X, et al. High Risk for Invasive Meningococcal Disease Among Patients Receiving Eculizumab（Soliris）Despite Receipt of Meningococcal Vaccine. MMWR Morb Mortal Wkly Rep 2017；66：734-7.

【二次資料】

・Fakhouri F, Zuber J, Frémeaux-Bacchi V, et al. Haemolytic uraemic syndrome. Lancet 2017；390：681-96.

・Pugh D, O'Sullivan ED, Duthie FA, et al. Interventions for atypical haemolytic uraemic syndrome. Cochrane Database Syst Rev 2021；3：CD012862.

2. 治療各論
b. 抗C5抗体薬治療の中止

　抗C5抗体薬でTMAの寛解に至った場合，維持療法としていつまで投与すべきかに関しては，十分なエビデンス，コンセンサスはないが，世界的に治療中止に関する議論がはじまっている[1]。一方，抗C5抗体薬が有効でなかった場合の中止に関しては，第5章1を参照いただきたい。

　維持療法としての抗C5抗体薬の継続投与によりTMAの再発リスクは有意に軽減する。懸念点として易感染性，特に髄膜炎菌ワクチンを接種しても髄膜炎菌感染症を完全に防げないこと，点滴治療のための通院が生活の質（quality of life：QOL）を下げること，薬剤費が高額であるという医療経済的な問題がある。

　エクリズマブの中止に関わる過去の観察研究，ケースシリーズ，ケースレポート40報280症例に関するシステマティックレビューにおいては，治療中止後の観察期間中央値23か月で，TMAの再発が29.6％（83例）に認められた。多変量解析の結果，再発のリスク因子は，若年発症であること，腎移植症例，補体関連遺伝子の病的バリアントを有すること，そのなかでも*CFH, CD46, C3*に病的バリアントを有することであった。再発後にエクリズマブ投与を再開した症例の91.4％（53/58）において，TMAの再寛解と腎機能の回復が認められた。一方で，*CFH, CD46, CFI*に病的バリアントをもつ各1例および病的バリアントが不明であった2例の合計5例において腎機能が低下した。うち1例はCKD G4に，2例は末期腎不全に，2例は移植腎の喪失に至っている[2]。

　エクリズマブ中止後の再発に関する55症例の前向き観察研究では，治療中止後2年間で23.6％（13例）の症例において，平均10.2か月の時点で再発が認められた。再発のリスク因子は，補体関連遺伝子の病的バリアントを有すること，2度以上の再発歴，中止時のsC5b-9高値，女性であった[3]。一方，病的バリアントを保有しない例では，観察期間中に再発を認めなかった。再発した全例にエクリズマブが再開されたが，最終的に2例で腎障害の進行を認めた。1例は*CD46*の病的バリアントを有し，過去に複数回の再発歴があり，再発前にすでにCKDであり，末期腎不全に至った。もう1例は*CFH*の病的バリアントを有するCKD G3a（eGFR 52 mL/分/1.73m^2）で，再発後腎機能はeGFR 29 mL/分/1.73m^{2}に低下した。

　抗C5抗体薬登場前の報告によると，*CFH*の病的バリアント例は再発頻度が高く，生命および

腎予後が悪いと考えられ，*CD46*の病的バリアント例は再発頻度が高いものの生命および腎予後は良好とされている[4]。本邦の関西地方に多いとされる*C3* p.I1157Tによる aHUS は，*CD46*の病的バリアントと同様に再発頻度は高いが生命および腎予後は良好と考えられている[5, 6]。このように，病的バリアントを認める補体関連遺伝子の種類によって再発や重症度に一定の傾向を認めるため，遺伝学的検査の結果を治療中止の根拠のひとつにすることは有益である。また，再発率が高く重症化しやすいとされる*CFH*の病的バリアント例においては，再発リスクを十分に考慮したうえで治療中止を判断すべきとし，一方*CD46*の病的バリアント例と原因遺伝子が特定されなかった症例においては，寛解達成から6か月経過した段階で治療中止を検討，抗H因子抗体による aHUS では免疫抑制療法を併用し，抗体価が低下した時点で中止する提言がある[7]。しかし，重症化が危惧される*CFH*の病的バリアント例においても，再発早期にエクリズマブを再開することで良好な経過をたどっている症例は多い。対して，重症化が少ないと考えられている*CD46*の病的バリアント例や*C3* p.I1157T保有例においても，再発寛解を繰り返すなかで末期腎不全に至った症例も報告されている[3, 5, 6]。

以上より，抗C5抗体薬の中止に関しては，中止後の再発率のみならず，再発後の重症化や不可逆的な臓器障害進展のリスクも考慮すべきである。具体的には観察研究の結果にあるように，*CFH*の病的バリアントは再発率が高く，重症化率も高い，*CD46*の病的バリアント，*C3* p.I1157T

は再発率は高いが重症化リスクは比較的低い，補体関連遺伝子に病的バリアントが検出されなかった症例は再発自体が少ないというように，バリアントごとで特性が異なるため，遺伝学的検査の実施を検討する。次に，再発して程なく治療が開始できれば，臓器障害の進展が軽く済むことから，再発を注意深く監視できる状況であるか否かを評価する。さらにCKDのステージが進行している症例は，重症化率が低いバリアント保有例であっても次の再発によって末期腎不全に陥るリスクが高い。この3点を総合的に検討して抗C5抗体薬の中止の判断材料とする。

本項で取りあげた知見は観察研究に基づいており，中止の判断基基準や理由が多岐にわたること，観察期間が限られていて長期間にわたる評価ではないこと，再発を繰り返した場合の臓器障害に対する影響は不明であることなどに留意すべきである。抗C5抗体薬中止・継続いずれの場合にせよ，リスクとベネフィットがあることを患者と相談のうえ，SDM（shared decision making）に基づいて決定をすべきである。患者教育として，あらかじめ再発のトリガー（感染症，妊娠，手術など）を説明しておく。抗C5抗体薬を中止した場合は定期的な外来での採血や外来・自宅での尿検査といった再発に対するモニタリングが必須とされている。また，再発時には早期（1週間以内）に，治療を再開する体制を整えておく必要がある[3]。現状では，再発を早期に検出する方法がないため，新たなバイオマーカーの開発が求められる。

【参考文献・資料】

1) Olson SR, Lu E, Sulpizio E, et al. When to Stop Eculizumab in Complement-Mediated Thrombotic Microangiopathies. Am J Nephrol 2018；48：96-107.

2) Acosta-Medina AA, Moyer AM, Go RS, et al. Complement gene variant effect on relapse of complement-mediated thrombotic microangiopathy after eculizumab cessation. Blood Adv 2023；7：340-50.

3) Fakhouri F, Fila M, Hummel A, et al. Eculizumab discontinuation in children and adults with atypical hemolytic-uremic syndrome: a prospective multicenter study. Blood 2021；137：2438-49.

4) Noris M, Caprioli J, Bresin E, et al. Relative role of genetic complement abnormalities in sporadic and familial aHUS and their impact on clinical phenotype. Clin J Am Soc Nephrol 2010；5：1844-59.

5) Matsumoto T, Toyoda H, Amano K, et al. Clinical Manifestation of Patients With Atypical Hemolytic Uremic Syndrome With the C3 p.I1157T Variation in the Kinki Region of Japan. Clin Appl Thromb Hemost 2018；24：1301-7.

6) Matsumoto T, Fan X, Ishikawa E, et al. Analysis of patients with atypical hemolytic uremic syndrome treated at the Mie University Hospital: concentration of C3 p.I1157T mutation. Int J Hematol 2014；100：437-42.

7) Fakhouri F, Fila M, Provôt F, et al. Pathogenic Variants in Complement Genes and Risk of Atypical Hemolytic Uremic Syndrome Relapse after Eculizumab Discontinuation. Clin J Am Soc Nephrol 2017；12：50-9.

２．治療各論
ｃ．血漿療法（血漿交換／血漿輸注）

　血漿療法の概要については，第5章1を参照いただきたい。

　抗C5抗体薬と同様に，aHUSに対する血漿療法（血漿交換／血漿輸注）についても，ランダム化比較試験を含むエビデンスレベルの高い研究は存在せず，観察研究にとどまる。しかし，血漿療法が唯一の治療であった時代の報告のなかでは，Norisら[1]の観察研究は比較的大規模で遺伝学的背景を含めた診断基準，効果判定基準が明確である。Norisら[1]らは治療反応性を，血小板数，貧血，LDH値の回復を血液学的寛解と定義し，腎機能の完全な回復を認めた場合を完全寛解，血液学的寛解は達成したものの腎機能障害が残存した場合が部分寛解と定義している。その結果，血漿療法によりaHUS症例の約70%が部分寛解以上を達成した。また，血漿療法を施行した治療群における末期腎不全は27.3%（72/264），死亡は3.8%（10/264）と報告されている。

　aHUSの初発時は，TMAの鑑別診断を治療と並行して行う必要があり，ADAMTS13活性の評価前でTTPが除外できない状況においては，aHUSおよびTTPの両者に有効な血漿療法にて治療を開始する場合が多い。血漿交換の実際としては，aHUS診断後24時間以内に循環血漿量の1.5倍の血漿置換量を目安に開始し，5日間連続で実施したあと漸減する方法が推奨されている[2]。しかし，定期的な血漿療法を継続する必要がある，あるいは血漿療法抵抗性の症例が少なからず存在し，大きな問題となっていた。また，血漿投与による感染症やアレルギー反応のリスク，特に小児における血漿交換用カテーテル留置の困難さやリスクがあることに留意が必要である。一方，抗C5抗体薬の登場後は，従来のように血漿療法を漸減・中止するか，もしくは抗C5抗体薬による維持療法へ移行するかの判断が求められる（第5章2b参照）。たとえば，本邦に多いC3 p.I1157Tバリアントを保有する症例では，血漿療法のみで寛解が得られ，そのあと抗C5抗体薬などによる維持療法を要しないケースも数多く報告されている[3,4]（第4章参照）。患者の状態，遺伝学的検査の結果，社会背景などを考慮し，血漿療法後の治療方針を選択すべきである。

【参考文献・資料】
1) Noris M, Caprioli J, Bresin E, et al. Relative role of genetic complement abnormalities in sporadic and familial aHUS and their impact on clinical phenotype. Clin J Am Soc Nephrol 2010；5：1844-59.

2）Ariceta G, Besbas N, Johnson S, et al. Guideline for the investigation and initial therapy of diarrhea-negative hemolytic uremic syndrome. Pediatr Nephrol 2009；24：687-96.

3）Matsumoto T, Toyoda H, Amano K, et al. Clinical Manifestation of Patients With Atypical Hemolytic Uremic Syndrome With the C3 p.I1157T Variation in the Kinki Region of Japan. Clin Appl Thromb Hemost 2018；24：1301-7.

4）Matsumoto T, Fan X, Ishikawa E, et al. Analysis of patients with atypical hemolytic uremic syndrome treated at the Mie University Hospital: concentration of C3 p.I1157T mutation. Int J Hematol 2014；100：437-42.

２．治療各論
d. 赤血球および血小板補充治療

　貧血に対する赤血球輸血は，濃厚赤血球の必要最小限の投与を行う。急性腎障害を合併していることが多いため，心不全，肺水腫の出現に注意が必要である。

　血小板輸血に関しては，微小血栓の形成を促進させ，病態を悪化させる可能性があるため，TPPと同様に出血傾向が問題となる場合や侵襲的処置が必要な場合など，最小限にとどめる。

1．小児のaHUS診療に関する注意点

　近年，本邦の小児TMAの疫学調査では，STEC-HUSが約2/3を占めており[1]，生後6か月以降の小児TMAは，まずはSTEC-HUSを疑うべきである。しかし，STEC感染の証明にはいくつかのピットフォールがある（第2章4b参照）。STEC-HUS症例のほとんどは下痢・血便を伴うが，消化器症状が軽度の場合もある。一方，aHUSにおいても約30％の症例が，なんらかの消化器症状を伴うことは留意すべきである。また，O157以外のSTECの診断は難渋することがあり，小児TMA症例の初診時に便や血清を保存しておくことは，後のSTEC-HUSの診断に役立つことがある。乳幼児では侵襲性肺炎球菌感染症，先天性TTP，年長児では抗リン脂質抗体症候群，後天性TTPなどが鑑別にあげられる。

　本邦で18歳未満のaHUS 64例における補体制御遺伝子の病的バリアントあるいは自己抗体が占める割合は，C3（32.8％），CD46（6.3％），CFH（3.1％），DGKE（1.6％），抗H因子抗体（25％），変異なし（31.2％）であった。約1/3の症例は，病的バリアントが発見さなかったが，決してaHUSの診断を否定するものではない[2]。

　本邦における小児aHUSの診療では，成人に比べてエクリズマブが早期に導入される傾向が

あり，かつ有効性が高いことが示されている。TTPやSTEC-HUSが否定されるまでは，血漿交換を含む血漿療法を先行すべきであるが，乳児例，TMAの家族歴がある，TMAの再発例など，aHUSが強く疑われる小児例においては，エクリズマブ／ラブリズマブを第一選択薬として検討してもよい。

　本邦の小児aHUS症例（年齢中央値5歳）40例におけるエクリズマブの市販後調査の結果では，エクリズマブ治療開始後10日目に，血小板数，血清LDH，eGFRの有意な改善を認めた。エクリズマブ治療早期からの良好な反応は，診断がaHUSであることを強く示唆する所見である。4例が死亡したが，エクリズマブによるTMAの完全奏効（血小板と血清LDHの正常化，血清Crの25％以上の低下），eGFRの改善，TMAの無再発状態の維持は，73.3％，78.3％，77.5％で達成された。最終観察時には，エクリズマブ治療を13例が中止し，5例が治療間隔を延長していた[3]。しかし，寛解状態が持続しているaHUS症例におけるエクリズマブ治療の中止・漸減については，安全な方法が未確立であり，医師患者間でよく話し合い決定されるべきである。

　本調査においては，エクリズマブに関連した

致死的あるいは重篤な有害事象は報告されていない。1例が侵襲性髄膜炎菌感染症に罹患したが回復した。国立感染症研究所によると，2013年4月〜2017年10月に国内で160例の侵襲性髄膜炎菌感染症が報告され，4歳までの乳幼児（10例），15〜19歳（11例，死亡2例含む），40〜70歳台前半の症例が多かった[4]。したがって，小児aHUS症例への髄膜炎菌感染症の予防は重要である。

【参考文献・資料】

1) Ashida A, Matsumura H, Sawai T, et al. Clinical features in a series of 258 Japanese pediatric patients with thrombotic microangiopathy. Clin Exp Nephrol 2018；22：924-30.

2) Fujisawa M, Kato H, Yoshida Y, et al. Clinical characteristics and genetic backgrounds of Japanese patients with atypical hemolytic uremic syndrome. Clin Exp Nephrol 2018；22：1088-99.

3) Ito S, Hataya H, Ashida A, et al. Eculizumab for paediatric patients with atypical haemolytic uremic syndrome: full dataset analysis of post-marketing surveillance in Japan. Nephrol Dial Transplant 2023；38：414-24.

4) 国立感染症研究所．侵襲性髄膜炎菌感染症 2013年4月〜2017年10月．IASR 2018；39：1-2.

2. 抗C5抗体薬治療を行う際の感染症にかかわる注意点

　抗C5抗体薬はその作用機序から，補体が殺菌に主要な役割を果たす，ナイセリア属である髄膜炎菌感染症，淋菌感染症の発症リスクが著しく増加する可能性がある。また，肺炎球菌とインフルエンザ桿菌の感染リスクも増加する。

　なかでも，侵襲性髄膜炎菌感染症は短時間で死亡に至る危険性が高い。4価髄膜炎菌ワクチン（メンクアッドフィ®筋注：破傷風トキソイド結合体，メナクトラ®筋注：ジフテリアトキソイド結合体）は，エクリズマブ（遺伝子組換え），ラブリズマブ（遺伝子組換え）投与症例に使用した場合に限り保険適用（2023年2月28日時点）となっており，接種が求められている。両者とも4価髄膜炎菌ワクチン（血清群A，C，Y，W）であり，髄膜炎菌感染症の主要株のひとつであるB群を含まないことに注意が必要で，かつワクチン接種でも感染を防げない場合がある。B群に対する予防ワクチンであるBEXSERO®およびTRUMENBA®は，本邦では未承認であるものの海外では接種が強く推奨されている[1, 2]。一般的に接種後，抗体価が上昇するまでに2週間程度かかる。抗C5抗体薬の緊急使用症例で髄膜炎菌ワクチンが未接種の場合は適切な抗菌薬（ペニシリン系抗菌薬：サワシリン®，オーグメンチン®など）を予防的に投与する。エクリズマブ治療症例の侵襲性髄膜炎菌感染症症例に関するメーカーからの安全情報では，比較的早期に抗菌薬が投与された症例では救命できたが，他の症例では死亡転帰をとった[3, 4]。また，4価髄膜炎菌ワクチン接種後の抗体価は，経時的に減衰する。髄膜炎菌感染症のリスクを鑑みて，ワクチンの追加接種が必要な際は，3〜5年後の追加接種を検討する[5]。

　救急外来など主治医以外が対応する場合でも，確実に侵襲性髄膜炎菌感染症対策を実施するために，「ソリリス使用時の注意・対応事項」が，適応疾患関連の学会から注意喚起されている。各医療機関で行っておく対応事項として，①患者・家族へ受診時に患者安全性カードを提示するように注意喚起する。②勤務時間外でも，緊急性を要する対応が必要であることを医療スタッフに周知するため，カルテ上にすぐにわかるように明記しておく。③本剤投与中の患者が発熱した際には，ただちに医療機関を受診させ検査結果が出るまえに，血液培養を採取，髄膜炎菌に対する感受性を有し髄液移行性の良好な抗菌薬（セフトリアキソンなど）の投与を開始することを共通認識としておくべきである。

また，2022年7月には，エクリズマブ／ラブリズマブ使用中の播種性淋菌感染症（皮疹，関節炎，発熱，敗血症含む）に対する安全性情報が出されている。淋菌は髄膜炎菌と同じナイセリア属細菌であり，補体が感染防御に深くかかわっている。淋菌感染は性感染症の側面があり，患者のみならず性的パートナーの検査と治療も重要である。

　肺炎球菌とインフルエンザ桿菌の感染リスクも報告されており，医薬品医療機器総合機構（PMDA）にエクリズマブの有害事象報告（2013～2019年）として，肺炎球菌感染症が2例報告されている。本邦におけるエクリズマブの添付文書には「特に小児への本剤投与に際しては，肺炎球菌，インフルエンザ菌b型に対するワクチンの接種状況を確認し，未接種の場合にはそれぞれのワクチンの接種を検討すること」とされている[6, 7]。

【参考文献・資料】
1) Goodship THJ, Cook HT, Fakhouri F, et al. Atypical hemolytic uremic syndrome and C3 glomerulopathy: conclusions from a "Kidney Disease: Improving Global Outcomes"（KDIGO）Controversies Conference. Kidney Int 2017；91：539-51.
2) Campistol JM, Arias M, Ariceta G, et al. An update for atypical haemolytic uraemic syndrome: diagnosis and treatment. A consensus document. Nefrologia 2015；35：421-47.
3) 川口達哉．補体抑制療法における髄膜炎菌感染症のリスク管理．PNH Frontier．2019；6：28-33.
4) 澤井俊宏，奥田雄介，坂井智行，他．エクリズマブによるaHUS治療．日腎会誌 2014；56：1090-96.
5) Mbaeyi SA, Bozio CH, Duffy J, et al. Meningococcal Vaccination: Recommendations of the Advisory Committee on Immunization Practices, United States, 2020. MMWR Recomm Rep 2020；69：1-41.
6) アレクシオンファーマ合同会社．エクリズマブ ソリリス点滴静注 300mg．PMDA添付文書． https://www.pmda.go.jp/drugs/2018/P20180110001/870056000_22200AMX00316_B100_1.pdf 2023.1.1 アクセス
7) アレクシオンファーマ合同会社．ラブリズマブ ユルトミリス点滴静注 300mg．PMDA添付文書． https://www.pmda.go.jp/drugs/2020/P20200914001/870056000_30100AMX00022_B100_1.pdf 2023.1.1 アクセス

3．腎移植時の注意点

腎移植後に発症するTMAは，①腎不全の原疾患がaHUSである症例の腎移植後aHUS再発，②腎移植後に新規発症するaHUS，③臓器移植に伴う移植後TMA（二次性TMA）に分けられる。

aHUSによる腎不全症例に腎移植を行った場合の再発率は高く，移植腎の生着率も低いことから，aHUSが原疾患として疑われる腎不全症例に腎移植を検討する場合は，再発リスクを評価するため，移植術に先立って遺伝学的検査を行うことが推奨される。また，aHUSを原因とした腎不全症例に対して血縁者をドナーとした生体腎移植を検討する場合は，術後にドナーがaHUSを発症するリスクを避けるため，レシピエントに続いてドナーの遺伝学的検査を実施し，レシピエントと同じaHUSの原因遺伝子変異がなければ腎移植を検討してもよいと考えられる。腎移植後のaHUS再発リスクに関しては，補体関連遺伝子の病的バリアント別に，高リスク，中リスク，低リスクと分類され，*CFH*の病的バリアントでは80〜90％，*C3*の病的バリアントでは40〜50％と高い傾向にあるが，低力価抗H因子抗体陽性例や*CD46*の病的バリアントでは低いとされている[1]。近年，海外では再発率が高い病的バリアント保有例でも周術期の血漿

交換やエクリズマブを投与することで移植後再発を防げたとの報告があり[2]，aHUS症例にエクリズマブを予防投与することによる移植腎生着率の改善も報告されている[3]。しかし，本邦では抗C5抗体薬のaHUSに対する予防投与は未承認であるため，予防投与時には各施設での未承認薬の使用申請が必要である。

臓器移植に伴う移植後TMA（二次性TMA）の原因として，免疫抑制薬（カルシニューリン阻害薬，mTOR阻害薬），抗体関連型拒絶反応，虚血再灌流障害，ウイルス感染症などがあげられる[4, 5]。しかし，これらを起因とする血管内皮傷害や補体活性により補体増幅状態となり新規発症のaHUSが顕在化する可能性もある[6]。腎移植後のTMAでは，最大30％で補体関連の病的遺伝子バリアントが同定されている[7]。

したがって，腎移植後に破砕赤血球を伴う溶血性貧血・血小板減少・移植腎機能悪化，ないしは移植腎生検による病理組織学的なTMAを確認した場合は，TMAの原因探索として腎不全に至った原疾患，TMAを疑う家族歴，さらには適切な術前免疫学的リスク評価をもとにした脱感作療法の有無[8]を再確認する。抗ドナー特異的HLA抗体の測定，カルシニューリン阻害薬や

mTOR阻害薬の血中濃度測定，サイトメガロウイルスやパルボウイルスなどのウイルス感染の検索を行い，それぞれの原因に応じた適切な治療を検討する[5]。

　特に，抗体関連型拒絶反応に関連する腎移植後TMAや免疫抑制薬に関連する腎移植後TMAにおいて，原因に対する治療に不応な症例では臨床的にaHUS（補体介在性TMA）を強く疑い抗C5抗体薬による治療への変更を検討する[4]。この場合は補体関連遺伝子の病的バリアントの同定は，時間を要するため結果を待つ必要はない[9]。髄膜炎菌感染予防の観点から，抗C5抗体薬投与前に髄膜炎菌ワクチン接種が推奨されているが，腎移植をトリガーとする初発のaHUSの症例では困難である。また，髄膜炎菌ワクチンの抗体獲得能の低さ[10]，ミコフェノール酸モフェチル内服での液性免疫能の低下[11]の点からも，エクリズマブ投与開始時から投与終了後2〜3か月までは抗菌薬予防投与を継続し，TMAの病態が安定した時点で髄膜炎菌ワクチンの接種を行う[1,9]。

　腎移植後aHUSに対して予防的もしくは発症後にエクリズマブで治療を行った場合に問題となるのは治療期間である。腎移植後aHUS症例における明確なプロトコールはないが，原疾患をaHUSとして末期腎不全に至った症例におけるエクリズマブの中止は，より慎重な判断を要する。

【参考文献・資料】
1) Goodship TH, Cook HT, Fakhouri F, et al. Atypical hemolytic uremic syndrome and C3 glomerulopathy: conclusions from a "Kidney Disease: Improving Global Outcomes"(KDIGO) Controversies Conference. Kidney Int 2017；91：539-51.

2) Zuber J, Le Quintrec M, Krid S, et al. Eculizumab for atypical hemolytic uremic syndrome recurrence in renal transplantation. Am J Transplant 2012；12：3337-54.

3) Glover EK, Smith-Jackson K, Brocklebank V, et al. Assessing the Impact of Prophylactic Eculizumab on Renal Graft Survival in Atypical Hemolytic Uremic Syndrome. Transplantation 2023；107：994-1003.

4) Garg N, Rennke HG, Pavlakis M, et al. De novo thrombotic microangiopathy after kidney transplantation. Transplant Rev(Orlando) 2018；32：58-68.

5) Ávila A, Gavela E, Sancho A. Thrombotic Microangiopathy After Kidney Transplantation: An Underdiagnosed and Potentially Reversible Entity. Front Med (Lausanne) 2021；8：642864.

6) Zuber J, Le Quintrec M, Sberro-Soussan R, et al. New insights into postrenal transplant hemolytic uremic syndrome. Nat Rev Nephrol 2011；7：23-35.

7) Le Quintrec M, Lionet A, Kamar N, et al. Complement mutation-associated de novo thrombotic microangiopathy following kidney transplantation. Am J Transplant 2008；8：1694-701.

8) Tait BD, S üsal C, Gebel HM, et al. Consensus guidelines on the testing and clinical management issues associated with HLA and non-HLA antibodies in transplantation. Transplantation 2013；95：19-47.

9) 奥見雅由. 非典型溶血性尿毒症症候群と診断された腎移植後血栓性微小血管症に対する抗補体C5モノクローナル抗体製剤の使い方. 日臨腎移植会誌 2021；9：164-71.

10) Gackler A, Kaulfuss M, Rohn H, et al. Failure of first meningococcal vaccination in patients with atypical haemolytic uraemic syndrome treated with eculizumab. Nephrol Dial Transplant 2020；35：298-303.

11) Rentenaar RJ, van Diepen FN, Meijer RT, et al. Immune responsiveness in renal transplant recipients: mycophenolic acid severely depresses humoral immunity in vivo. Kidney Int 2002；62：319-28.

4.　妊娠に関する注意点

　周産期の女性に血小板減少や貧血を認めた場合は，妊娠関連TMAを想起する必要があり，血清LDH，ハプトグロビン，破砕赤血球などで溶血の確認を行う。妊娠関連TMAの原因として，妊娠高血圧症候群に合併するHELLP(hemolysis, elevated liver enzymes, low platelets)症候群の頻度が高いが，TTPやaHUSの可能性も考慮すべきである。産科DICにおいても血小板減少や腎不全を呈しうるが，DICでは著しい凝固異常を呈することや常位胎盤早期剝離，羊水塞栓症などの基礎疾患が多いことは，TMAとの鑑別の参考になる。その他に抗リン脂質抗体症候群，急性妊娠脂肪肝などもTMAと類似した採血結果を認めることがあり鑑別を要する。

　非妊娠関連TMAと同様に，妊娠関連TMAにおいても原疾患の鑑別が必要である。TMAの発症時期，さらに分娩によってTMAが速やかに改善するかが鑑別のポイントとなる(図6-1)。HELLP症候群は，妊娠末期から分娩時までに多く認められる。また，TTPも妊娠中・妊娠末期に多く認められる。一般的に妊娠中に発症したHELLP症候群やTTPは，妊娠終了(分娩・中絶)により病態が改善することが多いが，出産直後にTMAを発症し，24〜48時間以上TMAの病態が改善しない場合にはaHUSを疑うべきである[1, 2]。

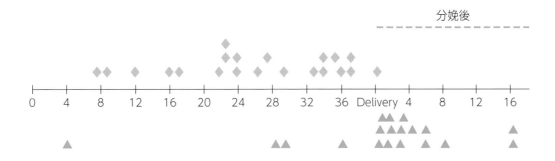

　▲　妊娠を契機として発症する aHUS
　◆　妊娠関連 TTP

【図6-1】　妊娠・周産期におけるaHUS，TTPの好発時期

文献2より引用

合併する臓器障害も鑑別のポイントとなる。HELLP症候群では肝障害が特徴であり，子癇ではけいれんなどの中枢神経障害が顕著となる。さらに，aHUSでは透析を要するような重度の急性腎障害の合併が多い。

上述の鑑別ポイントから妊娠関連aHUSが強く疑われる場合には，補体関連遺伝子の遺伝学的検査の結果を待たず，非妊娠関連aHUSと同様に血漿交換もしくは抗C5抗体薬による治療を考慮する。

妊娠関連aHUSに関するシステマティックレビューを参考にすると，集計された論文の観察期間は統一されていないが，初発の妊娠関連aHUS症例における腎不全・透析・死亡の複合アウトカムの発生は16.7%であった。また，初発の妊娠関連aHUSを発症し，エクリズマブで治療された症例は，エクリズマブで治療を受けなかった症例と比較して，寛解達成の割合が有意に高かったと報告されている(88.2% vs 56.8%，P=0.02)[3]。

すでにaHUSの診断歴がある女性の妊娠に関しては，世界的レジストリデータを用いた報告を参考にすると，生存出生(中絶を除く)は85.3%，流産は9.1%，後期胎児死亡は2.3%の割合で生じていた。また，妊娠前からエクリズマブで治療を受けていた症例と受けていなかった症例の比較において，胎児の生存出生割合に顕著な差はなかったが(88.2% vs 82.3%，検定なし)，妊娠中の母体にTMAが発生した割合は解離があった(4.2% vs 15.0%，検定なし)[4]。

以上から，aHUS症例の妊娠は，母体・胎児ともに一定のリスクはあるが，原病の疾患活動性が落ち着き，注意深いモニタリングが受けられる環境があり，医師・患者・家族と十分な話し合いを行ったうえであれば，妊娠・出産は可能と考えられる。

抗C5抗体薬の胎盤移行性について

aHUS合併妊娠症例に抗C5抗体薬を使用し，胎盤や乳汁移行性に関して調査されたデータは少ないため，発作性夜間ヘモグロビン尿症(paroxysmal nocturnal hemoglobinuria：PNH)症例が対象となった研究を参照して記載する。

ヒトIgGはヒト胎盤関門を通過するため，抗C5抗体薬は胎児循環で補体終末経路を引き起こすと懸念されている[5]。実際に，妊娠PNH症例にエクリズマブを使用し，臍帯血中濃度を測定した報告のなかでは，エクリズマブが検出され，なおかつ溶血阻害が認められたという報告がある[6]。一方で，エクリズマブは未検出もしくは補体活性が阻害されない低濃度であったという報告もあり[7]，一定の見解はない。胎児への影響に関しては，本邦でPNH合併妊娠症例にエクリズマブを投与した23例において先天奇形は報告されておらず，1例のみ発育不全が報告されているもののエクリズマブとの因果関係は明らかではない[5]。ほかの報告においても，児の先天奇形の頻度は一般人口と差がなかったとされている[8]。添付文書では「妊婦又は妊娠している可能性のある女性には，治療上の有益性が危険性を上まわると判断される場合にのみ投与すること」とされている[9, 10]。しかし，妊娠や分娩はTMAのトリガーとなるため，aHUS症例の妊娠が判明した時点で，抗C5抗体薬の投与を検討すべきである。妊娠中にエクリズマブを使

用するか，ラブリズマブを使用するかに関して定説はないが，薬剤の半減期，胎児への移行性，使用報告例が多いことをもとに考慮すると，現段階ではエクリズマブのほうが安全に使用できる可能性がある。

母乳からの胎児移行の可能性について

免疫グロブリンはヒト乳汁に移行することが知られているが，添付文書では「治療上の有益性及び母乳栄養の有益性を考慮し，授乳の継続又は中止を検討すること」とされている[9,10]。しかし，産後PNH症例において，乳汁中のエクリズマブ移行が認められなかった報告も散見される[11,12]。実際は産後にエクリズマブの投与を継続している症例も少なくない。

【参考文献・資料】

1）Dobyne A, Jones B, Ita N, et al. Atypical HELLP Syndrome in a Hydatidiform Molar Pregnancy: A Case Report. Med J Obstet Gynecol 2015；3：1064.

2）Fakhouri F, Roumenina L, Provot F, et al. Pregnancy-associated hemolytic uremic syndrome revisited in the era of complement gene mutations. J Am Soc Nephrol 2010；21：859-67.

3）Gupta M, Govindappagari S, Burwick RM. Pregnancy-Associated Atypical Hemolytic Uremic Syndrome: A Systematic Review. Obstet Gynecol 2020；135：46-58.

4）Rondeau E, Ardissino G, Caby-Tosi MP, et al. Pregnancy in Women with Atypical Hemolytic Uremic Syndrome. Nephron 2022；146：1-10.

5）PNH 妊娠の参照ガイド（付記）　改訂版作成のためのワーキンググループ：PNH 妊娠の参照ガイド（付記）　令和 1 年改訂版　http://zoketsushogai-han.umin.jp/file/2020/08.pdf 2023.4.19 アクセス

6）安藤弥生，木田理子，斎賀真言，他．エクリズマブによる治療中に妊娠および分娩を経験した発作性夜間ヘモグロビン尿症．臨血 2014；55：2288-93.

7）Kelly R, Arnold L, Richards S, et al. The management of pregnancy in paroxysmal nocturnal haemoglobinuria on long term eculizumab. Br J Haematol 2010；149：446-50.

8）Socié G, Caby-Tosi MP, Marantz JL, et al. Eculizumab in paroxysmal nocturnal haemoglobinuria and atypical haemolytic uraemic syndrome: 10‐year pharmacovigilance analysis. Br J Haematol 2019；185：297-310.

9）アレクシオンファーマ合同会社．エクリズマブ ソリリス点滴静注 300mg https://www.pmda.go.jp/drugs/2018/P20180110001/870056000_22200AMX00316_B100_1.pdf 2023.1.1 アクセス

10）アレクシオンファーマ合同会社．ラブリズマブ ユルトミリス点滴静注 300mg https://www.pmda.go.jp/drugs/2020/P20200914001/870056000_30100AMX00022_B100_1.pdf 2023.1.1 アクセス

11）Miyasaka N, Miura O, Kawaguchi T, et al. Pregnancy outcomes of patients with paroxysmal nocturnal hemoglobinuria treated with eculizumab: a Japanese experience and updated review. Int J Hematol 2016；103：703-12.

12）Kelly RJ, Höchsmann B, Szer J, et al. Eculizumab in Pregnant Patients with Paroxysmal Nocturnal Hemoglobinuria. N Engl J Med 2015；373：1032-9.

構造化抄録

文献1	Am J Kidney Dis. 2016；68(1)：84-93.
タイトル	Terminal Complement Inhibitor Eculizumab in Adult Patients With Atypical Hemolytic Uremic Syndrome: A Single-Arm, Open-Label Trial
著者／発表年	Fakhouri F, Hourmant M, Campistol JM, et al. 2016
研究デザイン	第2相臨床試験（前向き観察研究，シングルアーム試験）
P	58人の18歳以上aHUS患者
I／E	エクリズマブの導入
C	―
O	complete TMA response（LDHと血小板数両方の正常化，ベースからのCr増加が25%未満を維持）
コメント	26週で70%の患者がcomplete TMA response示した。90%がTMAイベントフリーを示した。成人aHUS患者にエクリズマブを使用する有効性・安全性を示した。

文献2	Kidney Int. 2016；89(3)：701-11.
タイトル	Eculizumab is a safe and effective treatment in pediatric patients with atypical hemolytic uremic syndrome
著者／発表年	Greenbaum LA, Fila M, Ardissino G, et al. 2016
研究デザイン	第2相臨床試験（前向き観察研究，シングルアーム試験）
P	22人の18歳未満aHUS患者
I／E	エクリズマブの導入
C	―
O	complete TMA response（LDHと血小板数両方の正常化，ベースからのCr増加が25%未満を維持）
コメント	26週で64%の患者がcomplete TMA response示した。82%がTMAイベントフリーを示した。死亡・髄膜炎感染0人。小児aHUS患者に即時にエクリズマブを使用する有効性・安全性を示した。

文献3	N Engl J Med. 2013；368(23)：2169-81.
タイトル	Terminal complement inhibitor eculizumab in atypical hemolytic-uremic syndrome
著者／発表年	Legendre CM, Licht C, Muus P, et al. 2013
研究デザイン	第2相臨床試験（前向き／後ろ向き観察研究，多施設共同）
P	ヨーロッパと北米の27施設でaHUSと診断された12歳以上40kg以上の患者37人（trial1：血小板数低く，腎障害もある患者，trial2：血漿療法を8週実施し，血小板数は25%以上低下していないが腎障害ある患者）
I／E	エクリズマブの導入
C	―
O	血小板数値の改善，TMAイベントフリー
コメント	trial1の患者において平均の血小板数が26週までに7.3万/μL増加し，trial2の患者の80%がTMAイベントフリーになった。エクリズマブは補体介在性血栓性微小血管症を抑制し，腎機能の有意な時間依存性の改善に関連した。

文献4	Kidney Int. 2015；87(5)：1061–73.
タイトル	Efficacy and safety of eculizumab in atypical hemolytic uremic syndrome from 2-year extensions of phase 2 studies
著者／発表年	Licht C, Greenbaum LA, Muus P, et al. 2015
研究デザイン	前向き観察研究，第2相臨床試験
P	成人31人，10代6人のaHUS患者
I／E	エクリズマブの導入後，延長期間中は2週ごとに1,200mgのエクリズマブの維持投与を受けた
C	―
O	血液学的寛解(LDH, Hb, ハプトグロビン正常化)，腎機能
コメント	血小板数は，26週で82%，1年および2年で88%で正常化された。血液学的寛解は，26週目に76%，1年および2年で88%

文献5	Kidney Int. 2020；97(6)：1287-96.
タイトル	The long-acting C5 inhibitor, Ravulizumab, is effective and safe in adult patients with atypical hemolytic uremic syndrome naïve to complement inhibitor treatment
著者／発表年	Rondeau E, Scully M, Ariceta G, et al. 2020
研究デザイン	前向き観察研究，第3相臨床試験，シングルアーム試験
P	58人の抗補体薬未使用のactiveなTMA成人患者(そのうち，2人は1回投与後にSTEC-HUSと判明してFASの解析からは除外)
I／E	ラブリスマブのinduction doseで治療開始し，day15，71，127にmaitenance dose投与
C	―
O	complete TMA response(LDHと血小板数両方の正常化)
コメント	26週で53.6%の患者がcomplete TMA response示した。58人中4人死亡したが，1人はSTEC-HUSとして除外された患者が脳梗塞，残りは敗血症2人，脳出血1人で，薬剤とは無関連。成人aHUS患者へのラブリスマブ治療は，迅速かつ完全に補体阻害が持続させることがわかった。予期しない有害事象もなかった。

文献6	Kidney Int. 2021；100(1)：225-37.
タイトル	The long-acting C5 inhibitor, ravulizumab, is effective and safe in pediatric patients with atypical hemolytic uremic syndrome naïve to complement inhibitor treatment
著者／発表年	Ariceta G, Dixon BP, Kim SH, et al. 2021
研究デザイン	前向き観察研究，第3相臨床試験，シングルアーム試験
P	21人の抗補体薬未使用の小児(2人は検査値の基準を認めず，もう1人はSTEC-HUSだったためFASでは含まれなかった)
I／E	ラブリスマブのinduction doseで治療開始し，day15,71,127にmaitenance dose投与
C	―
O	complete TMA response(LDHと血小板数両方の正常化)
コメント	26週の初期評価期間中に，18人中14人(77.8%)の患者がcomplete TMA responseを達成。1人有害事象(貧血進行，血圧上昇)のため中止，もう1人はCRに入って350日経過したので主治医の判断で中止となった。小児aHUS患者へのラブリスマブ治療は，迅速かつ完全に補体阻害が持続させることがわかった。予期しない有害事象もなかった。

文献7	Clin Exp Nephrol . 2019；23(1)：112-21.		
タイトル	Safety and effectiveness of eculizumab for pediatric patients with atypical hemolytic-uremic syndrome in Japan: interim analysis of post-marketing surveillance		
著者／発表年	Ito S, Hidaka Y, Inoue N, et al. 2019		
研究デザイン	観察研究（市販後調査）		
P	27人の18歳未満の補体介在性TMA患者（中央値4歳）		
I／E	日本の診断ガイドに基づいてaHUS診断を受け，少なくとも1回エクリズマブ投与		
C	―		
O	TMAイベントフリー状態，complete TMA response（血液学的正常化および腎機能正常化）		
コメント	TMAイベントフリー状態，完全なTMA応答，血小板の正常化，およびeGFRの改善は，それぞれ患者の85.2，36.4，78.3，および75.0％で達成された。死亡した3人の患者では，エクリズマブとの関連性は認められなかった。日本人小児aHUS患者におけるエクリズマブ投与は安全で有効と結論づけられた。		

文献8	Clin Exp Nephrol. 2019；23(1)：65-75.		
タイトル	Safety and effectiveness of eculizumab for adult patients with atypical hemolytic-uremic syndrome in Japan: interim analysis of post-marketing surveillance		
著者／発表年	Kato H, Miyakawa Y, Hidaka Y, et al. 2019		
研究デザイン	観察研究（市販後調査）		
P	29人の18歳以上の補体介在性TMA患者		
I／E	日本の診断ガイドに基づいてaHUS診断を受け，少なくとも1回エクリズマブ投与		
C	―		
O	TMAイベントフリー状態，complete TMA response（血液学的正常化および腎機能正常化）		
コメント	TMAイベントフリー状態，complete TMA response，血小板の正常化，およびeGFRの改善は，それぞれ患者の67.9，27.8，56.5，および57.1％で達成された。死亡した4人の患者では，エクリズマブとの関連性は認められなかった。日本人成人aHUS患者におけるエクリズマブ投与は安全で有効と結論づけられた。		

文献9	Clin J Am Soc Nephrol. 2010；5(10)：1844-59.		
タイトル	Relative Role of Genetic Complement Abnormalities in Sporadic and Familial aHUS and Their Impact on Clinical Phenotype		
著者／発表年	Noris M, Caprioli J, Bresin E, et al. 2010		
研究デザイン	後ろ向き観察研究（レジストリデータ研究）		
P	273人の初発aHUS患者		
I／E	血漿交換もしくは血漿輸注を実施（患者数180，エピソード数264についての記述）		
C	―		
O	発症3年後の完全寛解（血液学的寛解および腎機能改善），末期腎不全（透析の有無は記載なし），死亡		
コメント	完全寛解：68.9％，末期腎不全：27.3％，死亡：5.5％であった。上記は本文に実際に記された数値ではないが，Tableから割り出した数値である。		

索引

利益相反（COI）開示（2020～2022年）

委員種別	氏名	所属	A. 自己申告者自身										B. 配偶者・1親等内の親族など				C. 所属する研究機関の長にかかるCOI開示*		
			利益相反	1.企業の役員・顧問報酬 100万≦	2.株式保有・利益 100万≦	3.特許使用料 100万≦	4.日当・講演料 50万≦	5.原稿料 50万≦	6.研究費（産学共同研究・受託研究・治験・その他）100万≦	7.奨学寄付金 100万≦	8.寄付講座	9.その他報酬（旅行・贈答品など研究と無関係のもの）5万円≦	1.企業の役員・顧問報酬 100万≦	2.株式保有・利益 100万≦	3.特許使用料 100万≦	1.研究費（産学共同研究・受託研究・治験・その他）1000万≦	2.寄付金 200万≦	3.その他所属する機関あるいは機関・部門の長が学会の事業活動に関係する企業などの以下の有無 ①株式（5%以上）保有 ②特許使用料 ③投資 ④その他
委員長	香美祥二	徳島大学病院 病院長	無															
副委員長	丸山彰一	名古屋大学大学院医学系研究科腎臓内科	有				中外製薬, アレクシオンファーマ, 田辺三菱製薬, バイエル薬品, アステラス製薬, アストラゼネカ, 小野薬品工業		中外製薬, 小野薬品工業, 三菱財団, キロート製薬, 田辺三菱製薬	サノフィ, バクスター, ファイザー, 協和キリン, 大塚製薬, 大日本住友製薬, 中外製薬, 鳥居薬品, 帝人ファーマ	バクスター, MSD, 協和キリン, 興和創薬, 中外製薬, 日本ベーリンガーインゲルハイム, クレハ, 大日本住友製薬, 日本メジフィジックス, 偕行会, 偕翔会							
日本腎臓学会	岡田浩一	埼玉医科大学 腎臓内科	有				田辺三菱製薬, 鳥居薬品, 小野薬品工業, 日本ベーリンガーインゲルハイム, バイエル, アストラゼネカ, 第一三共, 協和キリン, アステラス製薬		協和キリン, 鳥居薬品, キッセイ薬品工業	鳥居薬品, バイエル, 小野薬品工業, 協和キリン, 中外製薬								
日本腎臓学会	南学正臣	東京大学大学院医学系研究科腎臓・内分泌内科	有				田辺三菱製薬, アステラス製薬, 協和キリン, アストラゼネカ, 日本たばこ産業, バイエル	協和キリン	日本たばこ産業, EPSインターナショナル, パレクセル・インターナショナル	協和キリン, 第一三共, 武田薬品工業, 田辺三菱製薬, 中外製薬, 鳥居薬品, 日本ベーリンガーインゲルハイム								
日本腎臓学会	要伸也	杏林大学 腎臓・リウマチ膠原病内科	無															
日本腎臓学会	池田洋一郎	東京大学医学部附属病院 腎臓・内分泌内科	無															
日本腎臓学会	加藤規利	名古屋大学医学部附属病院 腎臓内科	有						アミカスセラピューティクス									
日本腎臓学会	立杁良崇	藤田医科大学 ばんたね病院 腎臓内科	無															
日本小児科学会	芦田明	大阪医科薬科大学 小児科	有				アレクシオンファーマ		アレクシオンファーマ, 日本イーライリリー, ファイザー									
日本小児科学会	服部元史	東京女子医科大学 腎臓小児科	無															
日本小児科学会	伊藤秀一	横浜市立大学大学院医学研究科発生成育小児医療学	有				アレクシオンファーマ, 帝人ファーマ, アストラゼネカ		全薬工業	帝人ファーマ								

利益相反（COI）開示（2020〜2022 年）

委員種別	氏名	所属	A. 自己申告者自身										B. 配偶者・1親等内の親族など			C. 所属する研究機関の長にかかるCOI開示*		
			利益相反	1.企業の役員・顧問報酬 100万≦	2.株式保有・利益 100万≦	3.特許使用料 100万≦	4.日当・講演料 50万≦	5.原稿料 50万≦	6.研究費（産学共同研究・受託研究・その他） 100万≦	7.奨学寄付金 100万≦	8.寄付講座	9.その他報酬（旅行・贈答品など研究と無関係のもの） 5万円≦	1.企業の役員・顧問報酬 100万≦	2.株式保有・利益 100万≦	3.特許使用料 100万≦	1.研究費（産学共同研究・受託研究・治験・その他） 1000万≦	2.寄付金 200万≦	3.その他所属する機関あるいは機関・部門の長が学会の事業活動に関係する企業などの以下の有無①株式(5%以上)保有②特許使用料③投資④その他
日本小児科学会	澤井俊宏	滋賀医科大学医学部附属病院 小児科	無															
日本小児科学会	日髙義彦	南長野医療センター篠ノ井総合病院 小児科	無															
日本小児科学会	山本かずな	滋賀医科大学医学部附属病院 小児科	無															
日本小児科学会	松村英樹	大阪医科薬科大学 小児科	無															
日本血液学会	松本雅則	奈良県立医科大学 輸血部・血液内科	有			アルフレッサファーマ	武田薬品工業，アレクシオンファーマ，サノフィ		アレクシオンファーマ，サノフィ	中外製薬，旭化成ファーマ								
日本血液学会	宮川義隆	埼玉医科大学 血液内科	有	全薬工業，アルジェニクス			サノフィ		サノフィ，ファイザー，ノバルティスファーマ，ノボノルディスクファーマ，中外製薬，アレクシオンファーマ									
日本補体学会	井上徳光	和歌山県立医科大学 分子遺伝学	有						アレクシオンファーマ									
日本移植学会	奥見雅由	京都府立医科大学 泌尿器科	有													牛尾電機有限公司		

*申告者の所属する研究機関・部門（研究機関，病院，学部またはセンターなど）の長にかかるinstitutional COI開示事項（申告者が所属研究機関・部門の長と過去に共同研究者，分担研究者の関係にあったか，或いは現在ある場合に該当する）

非典型溶血性尿毒症症候群（aHUS）診療ガイド　2023
<small>ひてんけいがたようけつせいにょうどくしょうしょうこうぐん</small> <small>しんりょう</small>

定　価　2,640 円（本体 2,400 円＋税 10%）
　　　　※消費税率変更の場合，上記定価は税率の差額分変更になります。

発　行　2023 年 6 月 20 日　第 1 刷発行

編　集　厚生労働科学研究費補助金（難治性疾患政策研究事業）「血液凝固異常症等に関する研究班」
　　　　非典型溶血性尿毒症症候群（aHUS）診療ガイド改定委員会

発行者　株式会社 東京医学社
　　　　代表取締役 蒲原 一夫
　　　　〒 101-0051　東京都千代田区神田神保町 2-40-5
　　　　　　　　編集部　TEL 03-3237-9114　販売部　TEL 03-3265-3551
　　　　　　　　URL：https://www.tokyo-igakusha.co.jp　E-mail：info@tokyo-igakusha.co.jp

印刷・製本　株式会社 三報社印刷